생약학 요약집

생약학요약집

한국생약학교수협의회

東明社

차 례

Contents

I 성분의 생합성 경로

II 부위별 생약

Contents

I 성분의 생합성 경로

1 생약성분의 생합성

1) Mevalonate 경로: terpenoid, steroid, carotenoid
2) Acetate-malonate 경로(Polyketide 경로): fatty acid, lipid, emodin형 quinone
3) Shikimate 경로: phenylpropanoid, coumarin, lignan, alizarin형 quinone
4) Amino acid 경로: alkaloid, porphyrin

2 Polyketide 경로 화합물

Acetyl-CoA와 malonyl-CoA가 축합하여 생성

2-1 수지배당체(resin glycoside)

1) oxyfatty acid가 기본골격임. 사하작용을 가짐
2) 견우자의 pharbitin - 사하작용

2-2 Phloroglucinol 유도체

1) 관중: aspidin - 조충구제약
2) 호프: humulone, lupulone - 고미, 진정, 항균작용

2-3 Quinone계 화합물

2-3-1. Benzoquinone

(1) ubiquinone, plastoquinone, mitomycin

2-3-2. Naphthoquinone

(1) shikonin, alkannin(자근)

2-3-3. Anthraquinone

(1) emodin형: polyketide 경로로 생합성-emodin, aloe-emodin, rhein, chrysopanol
(2) alizarin형: shikimate 경로와 mevalonate 경로의 혼합경로로 생합성-alizarin, lucidin

기본골격

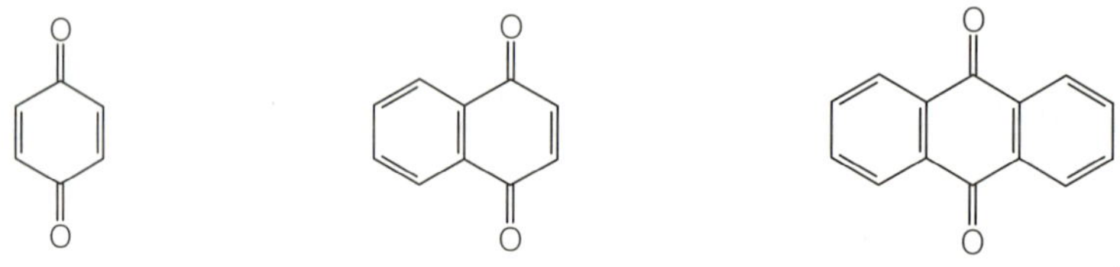

benzoquinone naphthoquinone anthraquinone

2-4 Chromone 화합물

1) khellin(암미실)-관상혈관 확장작용, capillarisin(인진호)-이담성분cimifugin(승마), eugenin(정향)

2-5 Isocoumarin

1) phyllodulcin(감다)-천연감미료, capillarin, artemidin(인진호)

2-6 Cannabinoid

1) tetrahydrocannabinol(THC)(인도대마)-환각작용

3 Shikimate 경로 화합물

1) 방향환에 n-propyl기가 결합된 구조를 기본골격으로 가지는 화합물로 phenylpropanoid(C_6-C_3)라 함.
2) shikimic acid를 전구체로 생성됨
3) cinnamic acid 유도체. coumarin, lignan, lignin 등이 있음

3-1 Phenylpropanoid 화합물

1) phenylalanine, tyrosine에서 탈암모니아 반응에 의해 C_6-C_3생성
2) 회향, 아니스, 대회향: anethole
3) 정향, 육두구, 계피: eugenol

3-2 Coumarin

1) 자외선 365 nm에서 청색, 황백색의 형광을 나타냄
2) 미나리과, 운향과, 콩과, 국화과에 분포
3) scoparone, esculetin-담즙분비 촉진작용, psoralen-광감작 촉진작용, visnadin-관상혈관 확장작용, esculin-항염증작용, dicoumarol-항혈액응고작용

기본골격

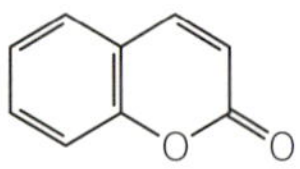

3-3 Lignan 화합물

1) C_6-C_3 단위 2개가 산화적 축합하여 생성
2) lignan 성분
   pinoresinol di-β-D-glucoside(두충-혈압강하), sesamin(참깨-항산화),
   podophyllotoxin (Podophyllum peltatum-항종양),
   eleutheroside(오가피-항스트레스), gomisin, schisandrin(오미자-간장보호)
3) neolignan 성분
   lithospermic acid(자초-피임)
   magnolol, honokiol(후박-근이완작용)
4) flavolignan
   silybin(마리아엉겅퀴-간장보호 작용)

3-4 Lignin

1) C_6-C_3 단위가 고분자 중합하여 식물의 목화(lignification)를 이룸

4 Mevalonate 경로 화합물

Isoprene을 단위로 생합성되는 화합물

4-1 Monoterpenoid

1) Geranyl pyrophosphate(GPP)를 전구체로 유도되는 C_{10}의 화합물
2) 대표적인 골격명칭: geraniol, limonene, menthol, thymol, camphor, α-pinene
3) pyrethroid(제충국)-살충제, 곤충기피제, paeoniflorin(작약, 목단)
   iridoid 배당체: catalpol(지황), geniposide(치자), catalposide(자실)
   secoiridoid 배당체: gentiopicroside(용담, 겐티아나근), swertiamarin(당약)

4-2 Sesquiterpenoid

1) Farnesyl pyrophosphate(FPP)를 전구체로 유도되는 C_{15}의 화합물로 terpene 중 가장 다양한 구조를 가짐
2) 대표적인 골격명칭: germacrane, eudesmane, guaiane, elemane, humulane, cadinane
3) atractylon(백출, 창출), absinthin(애엽), santonin(시나화-구충 효과), artemisinin(개똥쑥-항말라리아 효과), gossypol(목화-남성피임약), costunolide(germacrane형의 sesquiterpene lactone을 가지는 화합물-항종양 작용)

※ α-exomethylene-γ-lactone 구조를 가지는 화합물은 항종양성과 관련이 있는 것으로 밝혀짐

4-3 Diterpenoid

1) Geranylgeranyl pyrophosphate(GGPP)를 전구체로 유도되는 C_{20}의화합물
2) 대표적인 골격명칭: abietane, pimarane, kaurane, taxane
3) aconitine(부자-diterpene alkaloid), paclitaxel(주목-diterpene alkaloid, 항종양작용), phorbol ester(파두-발암물질), stevioside(스테비아, 감미물질), ginkgolide(은행잎, 혈소판 활성화 인자 억제)

4-4 Triterpenoid

1) Squalene으로부터 생합성되는 C_{30}의 지방족 다환상 terpene
2) tetracyclic triterpene 골격명: dammarane, euphane, lanostane, cucurbitane
3) pentacyclic triterpene 골격명: oleanane, ursane

4-4-1. Triterpene계 saponin

(1) saponin: 수용액을 진탕할 때 지속성의 미세한 거품을 일으키는 계면활성 물질-용혈성, 어독성이며 sterol과 난용성 복합체를 형성, 거담, 진해의 용도로 사용

(2) dammarane 골격: ginsenoside(인삼)

① oleanane 골격: glycyrrhizin(감초), platycodin(길경), soyasaponin(대두), akeboside(목통), saikosaponin(시호), senegin(세네가), onjisaponin(원지),

② ursane 골격: asiaticoside(병풀)

③ lanostane 골격: lanosterol

④ cucurbitacin 골격: cucurbitacin

4-5 Steroid

1) Cyclopentanoperhydrophenanthrene 골격
2) 기본골격: cholestane, estrane, androstane, pregnane, ergostane, stigmastane, spirostane, cardenolide, bufadiennolide

4-5-1. Steroid계 saponin

(1) 구성당의 수가 증가함에 따라 기포성, 용혈작용, 어독성, cholestero과의 침전반응, 항진균작용 등의 steroid saponin의 특성을 나타냄

(2) 종류: digitonin(디기탈리스), dioscin(산약), timosaponin A-I(지모), ophiopogonin D(맥문동)

(3) dioscin: aglycone인 diosgenin은 steroid hormone 제조의 원료로 쓰임

4-5-2. 강심배당체 (cardiac glycoside)

(1) 심근에 특이하게 작용하여 울혈성 심부전에 대하여 현저한 효과를 나타내는 steroid 배당체

(2) Steroid 골격의 C-17 위치의 측쇄의 구조에 따라 2개의 group 구분

(3) Cardenolide(C_{23}) α, β-불포화 5원환 결합

: 디기탈리스(purpurea glycoside A, B, digitoxin, gitoxigenin)
털디기탈리스(lanatoside A, B, C, digoxin)
스트로판투스(G-strophanthin=ouabain)

(4) Bufadienolide(C_{23}) α, γ-불포화 6원환 결합

: 해총(scillaren), bufotoxin(섬수), vulgarobufotoxin(*Bufo vularis*)

4-5-3. 식물 sterol (phytosterol)

(1) β-sitosterol, stigmasterol, campesterol을 식물 sterol라 함

(2) cholesterol의 흡수를 길항하여 cholesterol의 농도를 낮추는 역할을 함

4-5-4. Ecdysteroid

(1) 곤충류가 유충에서 성충으로 변태하는데 중요한 탈피 hormone

(2) 식물 기원의 화합물을 phytoecdysone이라 함

(3) 우슬: inokosterone, ecdysterone

4-6 Carotenoid

1) GGPP 2분자가 결합한 C_{40}화합물로 carotene과 xanthophyll의 총칭

2) β-carotene(당근), lycopene(토마토), zeaxanthin(옥수수), crocin(사프란), capsanthin (고추)

5 복합경로의 성분

5-1 Flavonoid

- 기본골격: C_6–C_3–C_6
- 확인시약: $FeCl_3$, Mg–HCl
- 구조에 따른 세부 분류
  ① C환의 형태 기준: chalcone, dihydrochalcone, aurone, flavan, flavanone, flavanonol, flavonol, flavone, catechin, anthocyanidin
  ② B환의 결합위치 기준: isoflavonoid, neoflavonoid
  ③ 결합 분자 수 기준: biflavonoid
  ④ 다른 골격 화합물과 결합 기준: prenylated flavonoid, flavolignan

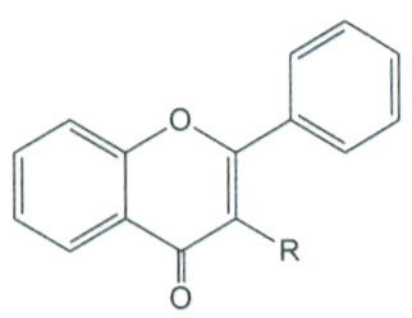

flavone : R=H
flavonol : R=OH

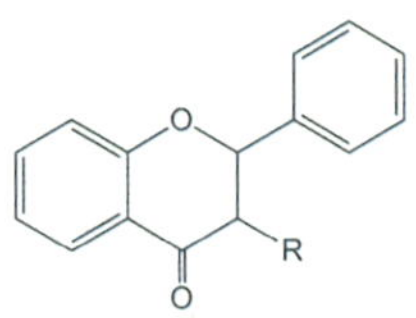

flavanone : R=H
flavanonol : R=OH

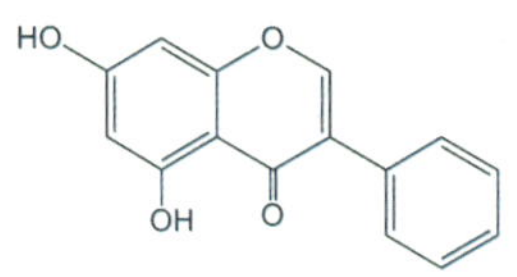

isoflavonoid

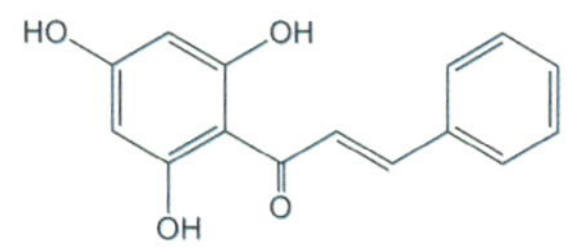

chalcone

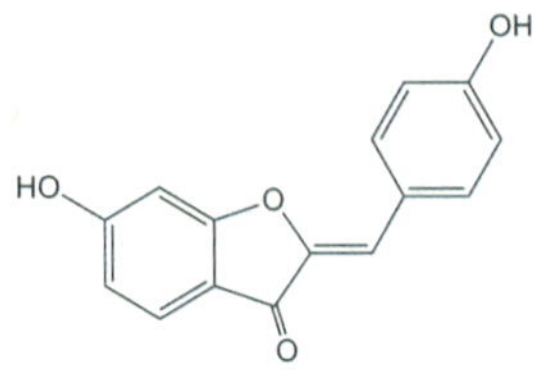

aurone

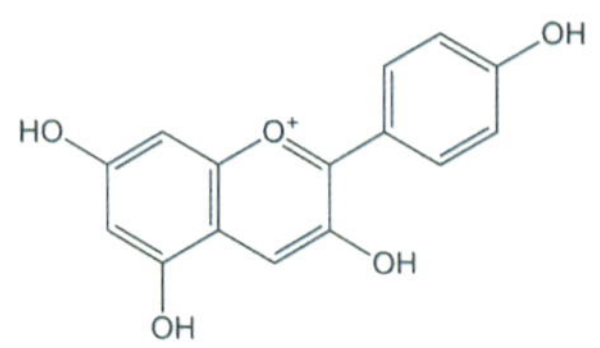

anthocyanidin

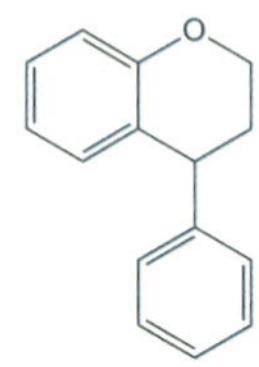

neoflavonoid

5-2 Stilbene

- 기본골격: C_6–C_2–C_6
- 확인시험: UV 365nm (청자색 형광)
- 대표적인 화합물: haponticin, resveratrol

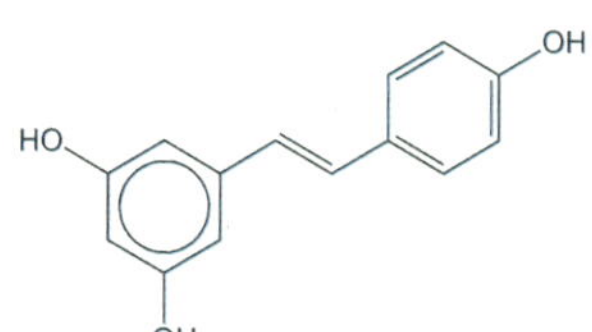

stilbene

5-3 Tannin

- 정의: 식물에 함유된 다가 phenol로서 단백질, alkaloid 등과 결합하여 난용화 경향을 나타내는 물질
- 확인시약: $FeCl_3$
- 화학적 성질에 따른 세부 분류

구 분	가수분해형 tannin	축합형 tannin
특징	다수의 ester 결합, 가수분해 용이	기본 단위 분자간의 축합
열분해 생성물	pyrogallol (pyrogallol tannin)	catechol (catechol tannin)
기본 단위	galloyl기, HHDP기	(+)-catechin, (−)-epicatechin
$FeCl_3$ 반응	남회색	암녹회색
함유생약	오배자, 몰식자, 현초, 선학초, 지유	아선약

5-4 Xanthone

- 정의: 9*H*-xanthene-9-one 골격 화합물
- 특징: 용담과, 물푸레나무과, 뽕나무과, 원지과 등에 존재하며 주로 황색
- 대표적인 화합물: gentisin (용담, 당약)

5-5 Diarylheptanoid

- 정의: *n*-Heptane의 C-1, C-7위치에 phenyl기가 치환된 화합물
- 대표적인 화합물: curcumin (강황)

6 아미노산 관련 화합물

6-1 Alkaloid

- 정의: 천연에 존재하는 함질소 이성환상 화합물로 생리활성이 강한 물질
- 확인시약: Mayer 시약, Dragendorff 시약
- 특징:
  ① 유리(alkali성 용액 중) 및 염(산성 용액 중)의 형태로 존재
  ② 일반적으로 무색(berberine은 황색)
  ③ 일반적으로 고체(nicotine, anabasine, arecoline, pelletierine)

6-2 Ornithine 유래 alkaloid

- 개요: Ornithine이 전구체로 되어 pyrrolidine환을 만든 후 여기에 다른 구조가 결합하여 생성되는 alkaloid (pyrrolidine, tropane, pyrrolizidine)

기본골격명	구조식	관련 화합물
pyrrolidine	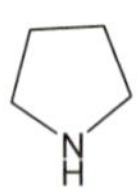	·nicotine: pyrrolidine, pyridine골격으로 구성 pyridine골격은 nicotinic acid에서 유래
tropane	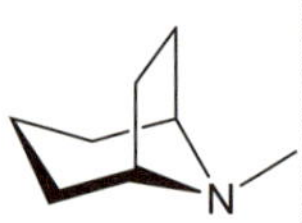	·cocaine: acetoacetyl-CoA의 carboxylic acid가 남아있음 국소마취, 환각작용 ·(-)-hyoscyamine, (-)-scopolamine, atropine: acetoacetyl-CoA의 carboxylic acid가 탈탄산됨 부교감신경 억제작용

6-3 Lysine 유래 alkaloid

• 개요: Lysine이 전구체로 되어 생성되는 alkaloid (piperidine, quinolizidine)

기본골격명	구조식	관련 화합물
piperidine	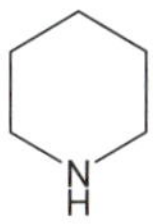	· anabasine: piperidine, pyridine골격으로 구성 pyridine골격은 nicotinic acid에서 유래
quinolizidine	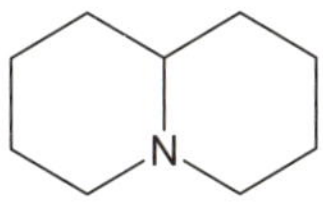	· (+)-matrine: 고삼(Sophorae Radix)에 함유

6-4 Nicotinic acid 유래 alkaloid

• 개요: Nicotinic acid가 전구체로 되어 생성되는 alkaloid

• 대표적인 화합물: nicotine (연초), anabasine (연초), arecoline (빈랑자), ricinine (피마자)

6-5 Phenylalanine, tyrosine 유래 alkaloid

• 개요: Phenylalanine, tyrosine이 전구체로 되어 생성되는 alkaloid

기본골격명	기본골격구조	전구물질	관련 화합물
phenylethyl-amine	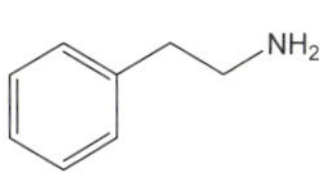	phenylalanine	· (−)-ephedrine, (+)-pseudoephedrine: protoalkaloid (마황)
isoquinoline	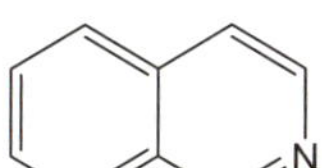	tyrosine	· corydaldine

benzyl- isoquinoline	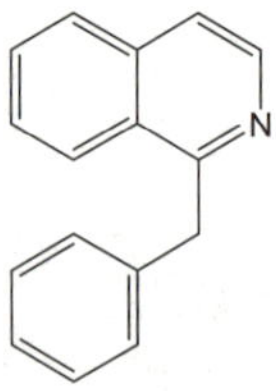	tyrosine	· papaverine: 진경작용 (아편) · higenamine: 강심작용 (부자) · magnocurarine: 평활근 이완작용 (후박)
bisbenzyl- isoquinoline	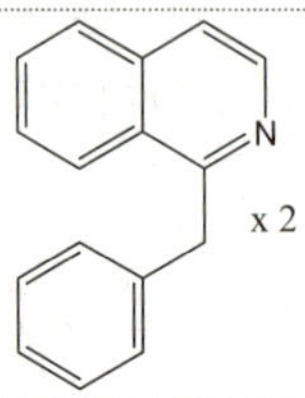	tyrosine	· (+)-tubocurarine: 골격근 이완작용 (큐라레)
protoberberine	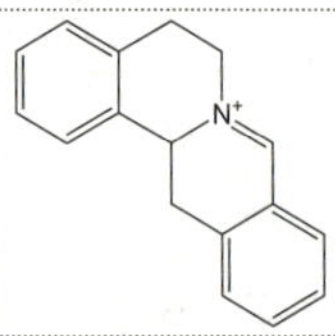	tyrosine, (S)-reticuline 경유	· berberine: 고미건위, 정장작용 (황백, 황련) · hydrastine: 지혈작용(히드라티스근) · chelidonine: 진경작용 (백굴채)
aporphine	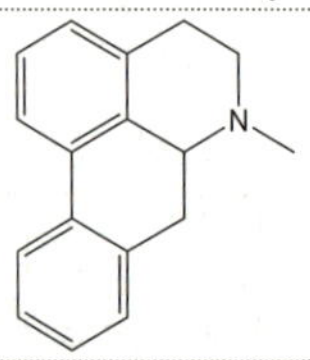	tyrosine, (S)-reticuline 경유	· apomorphine: dopamine agonist
morphinan	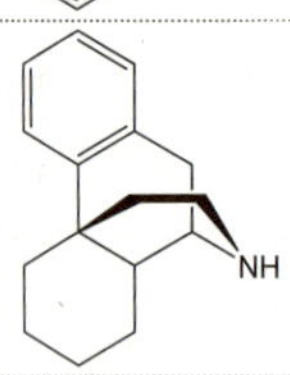	tyrosine, (R)-reticuline 경유	· morphine, codeine: 진통, 진정, 진해, 환각작용 (아편)
phenethyl- isoquinoline	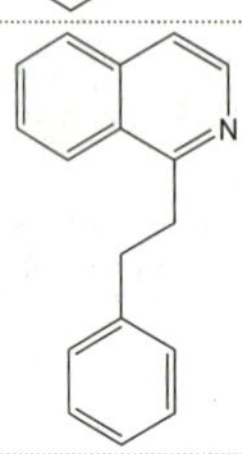	tyrosine, phenylalanine	· colchicine: 염색체 배가 작용, 통풍치료효과 (콜히쿰자)
Amarylli- daceous	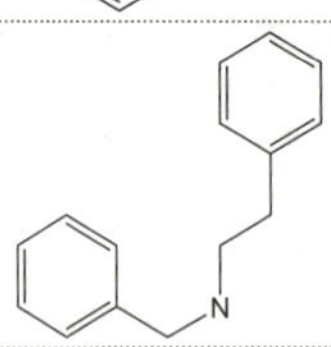	tyrosine, phenylalanine	· 수선화과(Amaryllidaceae)에 함유 · galanthamine: 퇴행성 뇌신경질환 개선 효과 · lycorine
monoterpenoid isoquinoline	–	tyrosine, secologanin	· emetine: 거담, 최토, 항아메바 작용 (토근)

6-6 Tryptophan 유래 alkaloid

• 개요: Tryptophan이 전구체로 되어 생성되는 alkaloid

기본골격명	기본골격구조	전구물질	관련 화합물
β-carboline	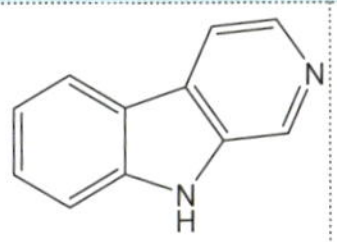	tryptophan	
monoterpenoid indole	-	tryptophan, secologanin (중간체: strictosidine)	· reserpin: 진정, 혈압강하 작용(인도사목) · ajmaline: 항부정맥 작용(인도사목) · ajmalicine: 혈압강하, 항부정맥, 정신안정 작용(인도사목, 요힘바, 빈카) · yohimbine: 말초혈관 확장 작용(요힘바) · strychnine: 척수의 반사흥분성 촉진 작용(호미카) · vincamine: 뇌 혈관 확장 작용(빈카)
dimeric indole	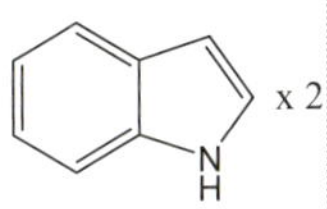	tryptophan, secologanin (중간체: strictosidine)	· vinblastine, vincristine: 항암제 (빈카)
quinoline	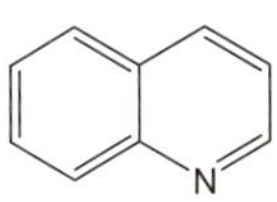	tryptophan, secologanin (중간체: strictosidine)	· quinine: 해열, 항말라리아 작용(키나) · quinidine: 항부정맥 작용(키나)
pyrrolo-quinoline	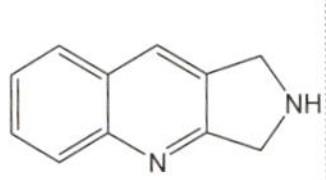	tryptophan, secologanin (중간체: strictosidine)	· camptothecin: DNA topoisomeraseI 저해작용(희수)
pyrroloindole	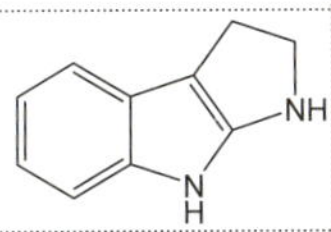	tryptophan	· physostigmine (eserine): 항cholinesterase 작용 (카라발두)
(Ergot alkaloid)	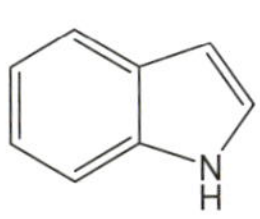	tryptophan, mevalonic acid (중간체: (+)-lysergic acid)	· ergotamine: 자궁 및 혈관 평활근 수축 작용(맥각) · ergometrine (ergonovine): 자궁 및 혈관 평활근 수축 작용 (맥각) · ergotoxine: 자궁 수축 작용(맥각)

6-7 Histidine 유래 alkaloid

• 개요: Histidine이 전구체로 되어 생성되는 alkaloid

기본골격명	기본골격구조	전구물질	관련 화합물
imidazole	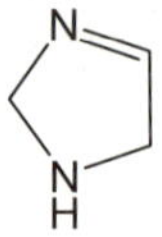	histidine	· pilocarpine: 부교감신경 흥분 작용 - 선 분비 촉진 작용 (야보란디)

6-8 Pseudoalkaloid

• 개요: 골격 구조가 아미노산으로부터 유래하지 않고 다른 골격으로부터 유래한 alkaloid

구분	관련 화합물
diterpenoidal alkaloid	· aconitine: 해열, 진통, 강심 작용, 맹독성 (부자) · paclitaxel (taxol): 항암제 (주목)
steroidal alkaloid	· solanidine, solasodine, tomatidine: *Solanum*속 식물에 함유 · jerveratrum, ceveratrum alkaloid: 박새, 여로에 함유 · peimine: 진해 작용 (패모)

6-9 Purine alkaloid

기본골격구조	관련 화합물
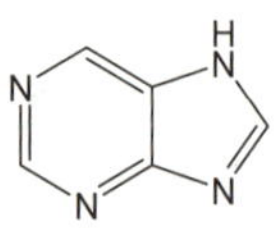	· caffeine, theobromine, theophylline: 중추신경 흥분, 이뇨, 심근 흥분, 평활근 이완 작용 (커피두, 다엽, 콜라자, 카카오자)

6-10 아미노산에서 유래하는 비alkaloid 성분

화합물명	관련 내용
capsaicinoid	· phenylalanine과 valine 또는 leucine을 전구물질로 생합성됨 · acid amide 결합, 신미 성분(고추)
amygdalin	· phenylalanine을 전구물질로 생합성됨 · emulsin에 의해 가수분해되어 HCN 방출 · 진해 작용 (행인, 도인)
sinigrin	· methionine을 전구물질로 생합성됨 · myrosinase에 의해 가수분해되어 allylisothiocyanate 생성 · 피부인적, 항균 작용 (개자)
alliin	· cystein을 전구물질로 생합성됨 · alliinase에 의해 가수분해되어 allicin 생성 · 항미생물 작용 (대산)

II 부위별 생약

1 근류 생약(Radix)

갈근 | Puerariae Radix

- 기　　원 | 칡(*Pueraria lobata, P. thunbergiana*)의 뿌리로 주피를 제거한 것
- 소속과명 | 콩과(Leguminosae)
- 내부구조 | 형성층의 발육에 의한 동심성 윤층, 결정세포열 발달
- 함유성분 | · isoflavonoid: puerarin, daidzin, daidzein, genistin, genistein, formononetin 등
  · triterpenoid: soyasaponin I 등
- 약　　리 | · 해열, 진통작용: daidzein
  · 순환계 작용: isoflavonoid
  · 혈당강하작용: puerarin
  · 간세포보호, 알코올섭취억제 작용 등
- 임상응용 | 감기약, 해열, 진통, 소염
- 관련생약 | 갈화(Puerariae Flos): 주독제거 등

감초 | Glycyrrhizae Radix

- 기원식물 | 유럽감초(*Glycyrrhiza glabra*) 또는 만주감초(*G. uralensis*)의 뿌리와 주줄경을 그대로 또는 주피를 제거한 것
- 소속과명 | 콩과(Leguminosae)
- 내부구조 | 결정세포열 발달
- 함유성분 | · Triterpene glycoside: glycyrrhizin(감미성분) glycyrrhizin → glycyrrhetic acid + 2 glucuronic acid
  · Flavonone: liquilitin, liquiritigenin 등
  · Isoflavonone: formononetin 등
- 생리활성 | · Glycyrrhizin, glycyrrhetic acid: 부신피질호르몬유사작용, 에스트로젠유사작용, 항염증작용, 항알러지작용, 해독작용, 고지혈증개선작용, 위점막세포내 cyclicAMP농도증가작용, 간세포보호작용, Phospholipase-A2저해작용, 항바이러스작용 등
  · Flavonoid분획: 항궤양작용, 위액분비억제작용, 진경작용 등
  · 진경작용: isoliquiritigenin
- 기　　타 | · 장기연용시 glycyrrhizin에 의한 부종, 저칼륨혈증, 고혈압, 근수축 이상, 심장기능이상의 알도스테론증 초래
  · glycyrrhizin은 saponin이지만 수용액의 기포성과 용혈성이 현저히 약하다.

강활 | Osterici Radix

- 기　　원 | 강활(*Angelica koreana* = *Ostericum koreana*)의 뿌리
- 소속과명 | 미나리과(Umbelliferae)

- 함유성분 | · Coumarin: nodakenin, isoimperatorin, notopterol
  · Polyacetylene: falcarindiol
- 약　　리 | 진통작용, 항염증작용: notopterol
- 임상응용 | 감기로 인한 두통, 몸살 등

고삼 | Sophorae Radix

- 기　　원 | 도둑놈의 지팡이(*Sophpra flavescens*)의 뿌리로 주피를 제거한 것
- 소속과명 | 콩과(Leguminosae)
- 함유성분 | · alkaloid: (+)-matrine, (+)-oxymatrine, (+)-sophoranol 등
  · flavonoid: kurarinol, kushenol, (−)-maakiain 등
- 약　　리 | · 항부정맥작용: flavonoid 류
  · 항미생물작용: (+)-matrine, (−)-maackiain
  · 항종양작용, 이뇨 · 해열작용: (+)-matrine, (+)-oxymatrine
- 임상응용 | 고미건위, 소염지사, 가려움증을 유발하는 피부질환

괄루근 | Trichosanthis Radix

- 기　　원 | 하늘타리(*Trichosanthes kirilowii*)의 뿌리로 피층을 제거한 것
- 소속과명 : 박과(Cucubitaceae)
- 내부구조 | 폭이 넓은 방사조직과 황갈색을 띤 도관에 의한 반점이 관찰됨
- 함유성분 | · fatty acid: trichosantic acid 등
  · triterpenoid: cucurbitacin 유도체 등

· protein: trichosanthin, karasurin B, C

· glycan: trichosan A–E

• 약　　리 | · 혈당강하작용: trichosan A–E

· 항종양 · 항 HIV–1작용: trichosanthin

· 유산유도작용: trichosanthin

• 임상응용 | 해열, 지갈, 소종

길경 | Platycodi Radix

• 기　　원 | 도라지 (*Platycodon grandiflorum*)의 뿌리 또는 주피를 제거한 것

• 소속과명 | 도라지과(Campanulaceae)

• 내부구조 | 피층은 목부보다 얇고 군데군데 빈틈이 있으며 백색이고 형성층은 때때로 갈색, 목부는 백색~엷은 갈색을 띠고 조직은 피층보다 약간 치밀하다. 연합되어 있는 유관을 관찰할 수 있으며 전분은 없다.

* 냄새는 약간 있고 맛은 처음에는 없으나 나중에는 아리고 쓰다.

• 성　　분 | · Triterpenoid saponin 약 2%: platycodin A, C, D, D_2, D_3 등

· Lupane계 triterpenoid: betulin

· Phytosterol: α–spinasterol, α–spinasterol glucoside

· 기타: inulin, apiose

• 약　　리 | · 거담작용: saponin

· 진통, 소염작용: platycodin D

· 혈당강하작용, 간장 내의 cholesterol 함량저하, 말초혈관확장작용 등

• 임상응용 | 기침, 기관지염, 화농성질환, 인후염

• 확인시험 | 1) saponin의 기포시험반응

2) Liebermann–Burchard반응

길초근 | Valerianae Radix

- 기　　원 | 쥐오줌풀 (*Valeriana fauriei*) 또는 기타 동속 근연식무의 뿌리 및 뿌리줄기
- 소속과명 | 마타리과(Valerianaceae)
- 내부구조 | 피층은 엷은 회갈색으로 두꺼우며 그 두께는 회갈색을 띤 중심부의 약 2배

  * 특이한 냄새가 있고 맛은 약간 쓰다.
- 성　　분 | 정유(kesso oil) 1.0～8.0%
  - Monoterpenoid: (+)-bornylisovalerate, bornylacetate 등
  - Sesquiterpenoid: α-kessyl alcohol, α-kessyl alcohol acetate, kessylglycol diacetate 등
  - Iridoid glycoside: kanokoside A～D 등
  - Alkaloid: chatinine, valerianine
- 약　　리 |
  - 진정작용: kessylglycol diacetate, kessylglycol 8-monoacetate CH_2Cl_2 추출물
  - 항우울작용: α-kessyl alcohol
  - 항스트레스성궤양작용: 50% EtOH 추출물
- 임상응용 | 히스테리증
- 관련생약 | 발레리아나근 (Valerianae Officinalis Rhizoma): 길초근과 같은 용도로 사용

  *발레리아나근에는 α -kessyl alcohol이 함유되어있지 않다.

단삼 | Salviae Miltiorrhizae Radix

- 기　　원 | 단삼 (*Salvia miltiorrhiza*)의 뿌리
- 소속과명 | 꿀풀과(Labiatae)

• 내부구조 | 피층은 적갈색이며 목부는 회황색 또는 적갈색이고 유관속은 황백색이며 방사상으로 배열

* 약간 특이한 향기가 있고 맛은 약간 쓰고 떫다.

• 성 분 | · Diterpenoid: tanshinone Ⅰ, Ⅱ, ⅡA, Ⅳ, cryptotanshinone, dihydrotnshinone

· Phenolic compound: rosmarinic acid, lithospermic acid A, B salvianolic acid A, B

· Alkaloid: salviamiltamide

• 약 리 | · 순환계에 대한 작용(혈관확장작용, 심장질환치료작용): 물추출물, tanshinone Ⅰ, Ⅱ, cryptotanshinone

· 간세포보호작용: 물추출물

· 뇌세포보호작용: salvianic acid A, tanshinone ⅡA

· 항암작용: tanshinoe유도체

· 알코올섭취억제작용: miltirone

· 기타: 진정, 진통, 항세균, 항진균, 항염증, 항알러지작용

피부조직의 혈관신생작용촉진 (salvianolic acid B)

파골세포의 분화와 뼈의 재흡수억제 (tanshinone Ⅱ A)

HIV-1 integrase를 선택적으로 억제 (lithospermic acid A, B)

• 임상응용 | 월경부조, 복통, 경폐, 산후의 구토와 복통, 류머티즘

• 확인시험 | 이약의 가루에 EtOH를 넣어 잠깐 끓여서 여과한 여액은 등황색을 나타내고 이 여액에 묽은 H_2SO_4와 Zn가루를 넣어 방치하면 황색으로 변한다.

당귀 | Angelicae Gigantis Radix

• 기 원 | 참당귀(*Angelica gigas*)의 뿌리

• 소속과명 | 미나리과(Umbelliferae)

• 내부구조 | 횡단면에 5~6층의 코르크층에 이어 세포가 가로로 배열

- 함유성분 | · coumarin: decursin, decursinol, decursinol angelate, umbelliferone, isoimperatorin 등
- 약　　리 | · 진정, 진통, 진경: decursin, decursinol
  · 항종양 작용: decursinol, decursinol angelate
  · 뇌세포보호: decursinol
- 임상응용 | 보혈강장, 구어혈, 강장, 진정, 사물탕
- 확인시험 | 참당귀 뿌리의 에테르 엑스를 TLC할 때 Rf값이 decursin과 일치한다.
- 관련생약 | 일당귀 (Angelicae Radix), 기원식물: *Angelica acutiloba*, 지표성분: ligustilide(phthalide 계통으로 참당귀에는 없음)

당삼 | Codonopsis Pilosulae Radix

- 기　　원 | 만삼(*Codonopsis pilosula*)의 뿌리
- 소속과명 | 도라지과(Campanulaceae)
- 내부구조 | 끊어진 단면은 껍질 쪽이 희고 갈라져 있으며 안쪽은 담황색
- 함유성분 | · Saponin
  · Sesquiterpene: 8β-hydroxyasterolid
- 약　　리 | 강장, 강심, 건위
- 임상응용 | 비위허약에 의한 식욕부진, 설사, 사지무력, 피로 등

데리스근 | Tuba Radix

- 기　　원 | 데리스(*Derris elliptica*)의 뿌리

- 소속과명 | 콩과(Leguminosae)
- 산　　지 | 말레이반도, 수마트라, 보루네오 및 대만
- 함유성분 | · Homoisoflavonoid: rotenone, (−)-elliptone 등
- 약　　리 | · 살충작용: rotenone
  · 접촉이나 흡입에 의한 살충효과(먼저, 미트콘드리아의 호흡과정억제: NADH-dependent dehydrogenase 활성저해)
  · 모든 동물에 대한 현저한 중독작용
  · 호흡중추 및 혈관운동중추마비 → 전신운동 및 호흡운동마비로 치사
- 응　　용 | rotenone은 농업용 살충제에 배합된다.
- 주의사항 | rotenone은 임부와 태아의 체중 증가를 둔하게 함. 최기형성.
- 유사생약 | 대만산 어등(魚藤, *Milletia taiwaniana*)

독활 | Araliae Continentalis Radix

- 기　　원 | 독활(*Aralia cordata*)의 뿌리. (중국) 川獨活 *Angelica laxiflora*, *A. megaphylla*, *A. inaequalis* 등의 뿌리
- 소속과명 | 오갈피나무과(Araliaceae)
- 성　　상 | 특이한 방향이 있고 맛은 처음에는 텁텁하고 약간 쓰다.
- 함유성분 | · Diterpenoid: *ent*-kaur-16-en-19-oic acid
- 약　　리 | · 진통작용, 진정작용, 혈관수축작용
  · 항염증작용(CH_2Cl_2 분획, rat)
- 임상응용 | 발한, 구풍(驅風), 진통약
- 확인시험 | 클로로포름추출액 + 무수초산 + 황산 한방울씩 → 접계면은 적색, 위층은 황적색 (Liebermann-Buchard 반응)

목향 | Aucklandiae Radix

- 기　　원 | *Aucklandia lappa*의 뿌리
- 소속과명 | 국화과 (Compositae)
- 내부구조 | 목부조직과 방사조직은 방사상의 모양을 이루고 군데군데 열극과 갈색의 유실이 산재한다.
- 함유성분 | sesquiterpene: costunolide 등
- 약　　리 | 건위작용: costunolide(담즙분비 촉진, 스트레스성 위궤양 예방)
- 임상응용 | 방향성건위약
- 확인시험 | 에탄올추출물에 염산을 가하고 진탕하면 자색을 나타낸다.
- 관련생약 | 토목향(Hellenii Radix): 목향(*Inula helenium* L., 국화과 Compositae)의 뿌리

방풍 | Saposhnikoviae Radix

- 기　　원 | 방풍(防風) *Saposhnikovia divaricata*의 뿌리
- 소속과명 | 산형과(Umbelliferae)
- 내부구조 | 사부의 유세포 내에 유관이 다수 분포하고 타원형이며 황금색의 분비물이 가득 차 있다.
- 함유성분 | · coumarin: psoralen 등
  · chromone: ledebouriellol 등

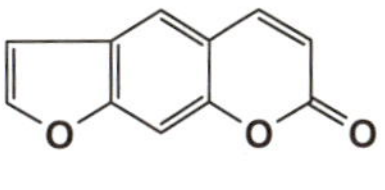

psoralen

- 약　　리 | · 발한, 해열작용
  · 진통작용: coumarin류 및 chromone류
  · 항염증작용

• 임상응용 | 발한 · 해열, 소염 · 진통

백지 | Angelicae Dahuricae Radix

• 기 원 | 구릿대 *Angelica dahurica* 또는 항백지(杭白芷) *Angelica dahurica* var. *formosana*의 뿌리

• 소속과명 | 산형과 (Umbelliferae)

• 내부구조 | 전분립이 많으며 유세포 내에 수산칼슘족정이 들어있다.

• 함유성분 | · furanocoumarin: byakangelicin, byakangelicol 등

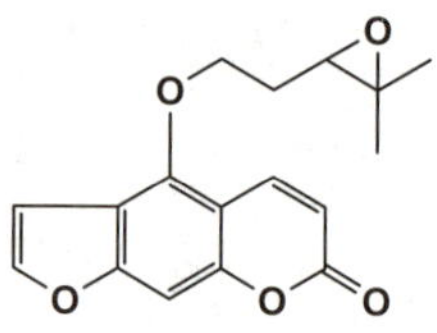

oxypeucedanin

• 약 리 | · 해열, 진정, 진통

· 항미생물작용

• 임상응용 | 해열 · 진통제

• 확인시험 | 에탄올 추출액에 자외선(주파장 365 nm)을 쪼일 때 액은 청색~청자색의 형광을 나타낸다.

삼칠 | Notoginseng Radix

• 기 원 | 삼칠(*Panax notoginseng*)의 뿌리

• 소속과명 | 오갈피나무과(Araliaceae)

• 내부구조 | 자른 면은 피층과 목부가 분리되어 있고, 목부는 각질화되어 있으며 방사상의 무늬가 있음

• 함유성분 | · saponin: notoginsenoside A, C, D, R_1, Fa, ginsenoside Ra, R_2, Rc, Rd, Re, Rb_1, Rg_1, Rg_2 등

· 기타: trilinolein, panaxynol, 다당류, pananotin(단백질) 등

- 약 리 | · 심혈관계 작용: trilinolein
  · 면역증강작용: saponin, 다당류
  · 세포보호작용: 열탕추출물, saponin
  · 콜레스테롤 저하작용, 에스트로겐 유사작용, 항암작용, 지혈작용 등
- 임상응용 | 지혈, 소종, 진통, 소염, 관상동맥질환, 협심증, 간염
- 확인시험 | · 가루는 돼지피 용혈시킴
  · glacial HOAc 1~2방울 첨가 (엷은 홍색 → 진한홍색)
  · 수용액에 5% HCl 첨가한 후 세게 흔들면 지속성 거품 생성
  · 수용액 증발건조 잔류물 + HOAc → H_2SO_4 1~2방울 첨가 (황색 → 홍색 → 자색 → 청색 → 오록색)
  · 여액을 자외선 아래에서 관찰 → 엷은 남색 형광

세네가 | Senegae Radix

- 기 원 | 세네가(*Polygala senega*) 또는 넓은잎 세네가(*P. senega var. latifolia*)의 뿌리
- 소속과명 | 원지과(Polygalaceae)
- 내부구조 | 목부는 대개 원형이지만 때때로 중심으로 향하여 불규칙한 부채모양~반원형으로 패어져 들어감. 제 2차 피층에는 1~3 열의 수선에 낀 유세포 및 사관이 있고 모두 기름방울 모양의 내용물을 가짐
- 함유성분 | · triterpenoidal saponin: senegin I~IV
  · aromatic acid: coumaric acid, ferulic acid, sinapic acid, *p*-methoxycinnamic acid 등
  · oligosaccharide multi: ester-senegose A~O
  · 특정성분: methylsalicylate

• 약 리 | · 진해 · 거담작용, 이뇨작용
· 항남성호르몬작용: hydroxyxanthone류
· 혈당강하작용: senegin II와 III
· 혈압상승작용, 타액분비 촉진작용, 부종억제작용, 스트레스성 궤양 억제 작용 등

• 임상응용 | 거담, 진해약: 기관지염, 폐렴 등

• 확인시험 | · 가루에 물을 첨가한 후 세게 흔들면 작은 지속성 거품 생성
· 수용액의 흡수스펙트럼: 317nm에서 흡수극대를 나타냄
· $FeCl_3$ 시약에 의한 자색의 발색을 나타냄

세신 | Asari Radix

• 기 원* | 민족두리풀(*Asiasarum heterotropoides*, F. Maekawa var. *mandshuricum* F. Maekawa) 또는 족두리풀(*Asiasarum sieboldii* F. Maekawa)의 뿌리

• 소속과명 | 쥐방울과(Aristolochiaceae)

• 내부구조 | 2~5개의 유관속이 원형을 이루며 내초에 의해 싸여있음.

• 함유성분 | · 정유: methyleugenol 50%, γ-asarone 등
· Alkaloid: aristolactam Ⅲ, higenamine 등
· Lignan: (−)-asarinin, xanthoxylol, sesamin 등

• 약 리 | · 해열, 진정, 진통, 강심, 항균작용 등
· 항알러지작용: monoterpene Ⅰ, Ⅱ 또는 benzylalcohol derivative Ⅲ
· 항종양작용: aristolactam Ⅲ
· 콜레스테롤저하작용: α-asarone

• 임상응용 | 해열, 진해, 진통, 거담, 이뇨약

* 생약학책에는 기원이 Asarum속으로 기재되어 있지만 공정서에는 Asiasarum속으로 기재. 공정서에는 용부도 뿌리 및 뿌리줄기로 기재되어 있음. Asiasari Radix

시호 | Bupleuri Radix

- 기 원 | 시호 (*Bupleurum falcatum* L.)또는 그 변종의 뿌리
- 소속과명 | 미나리과(Umbelliferae)
- 내부구조 | 포간성 분비도가 많이 산재, 목부에는 도관이 방사상으로 또는 계단상으로 배열되고 곳곳에 섬유군이 있다. 근두부의 수에는 피층과 같은 분비도가 있다. 유세포 속에는 전분립이 가득 차 있고 또한 기름방울을 볼 수 있다.
- 함유성분 | · Saponin: saikosaponin a, b, c, d, e, f, g 및 그의 genin
  · Triterpenoid: olean-11,13(18)-diene-3β, 16β, 23, 28-tetraol 등
  · Sterol: Δ^7-stigmasterol, α-spinasterol, Δ^7, Δ^{22}-stigmasterol, stigmasterol, adonitol
  · Flavonoid: 6-*C*-galactosyl-4', 5, 7, 8-tetrahydroxyflavone, 6-*C*-glucosyl-4', 5, 7, 8-tetrahydroxyflavone
  · Polyacetylene: saikodiyne A~C, 2Z, 9Z-pentadecadiene- 4-diyn-1-ol 등
  · Phenolic glycoside: icariside D1, F2, zizybeoside Ⅰ
  · Polysaccharide: bupleuran 2Ⅱb, polysaccharide B
  * 건조한 것을 정량할 때 saikosaponin a로서 0.3% 이상 함유
- 약 리 | · 해열작용
  · 진정·진통작용
  · 항균·항바이러스 · 항말라리아작용
  · 항염증·항궤양작용: saikosaponin a, d
  · 간세포보호작용
  · 면역증강작용
- 임상응용 | 해열, 해독, 진통, 진해, 소염약
- 확인시험 | · 가루 0.5g에 물 10ml를 넣고 세게 흔들어 섞을 때 지속성의 미세한 거품이 생긴다.
  · 가루 2.0g에 MeOH 10ml를 넣고 환류냉각기를 달아 수욕상에서 15분간

온화하게 끓이고 식은 다음 여과한 여액을 검액으로 한다. 따로 TLC용 saikosaponin a 1mg을 MeOH 1ml에 녹여 표준액으로 한다. 검액 및 표준액 10 μl씩을 TLC용 실리카 겔을 써서 만든 박층판에 점적한다. 다음에 $CHCl_3$-MeOH-H_2O (30:10:1)을 전개용매로 하여 약 10cm 전개한 다음 박층판을 바람에 말린다. 여기에 EtOH-H_2SO_4 (1:1)을 고르게 뿌리고 50℃에서 5분간 가온할 때 검액에서 얻은 몇 개의 반점 중 1개의 반점은 표준액에서 얻은 청색의 반점과 R_f 값이 같으며 또한 색상은 청색~청자색을 나타낸다.

오약 | Linderae Radix

- 기　원 | 오약(*Lindera strychnifolia* Villar)의 뿌리
- 소속과명 | 녹나무과(Lauraceae)
- 내부구조 | 코르크층의 일부는 코르크 석세포로 됨, 피층에 기름세포 및 섬유
- 함유성분 | · sesquiterpenoid: linderol, linderene, linderenone, lindestrene, linderalactone, isolinderalactone 등
  · bisesquiterpenoid: bilindestenolide
  · alkaloid: higenamine, magnoflorine
- 약　리 | · 장연동촉진작용, 건위작용
  · 혈액응고촉진
- 임상응용 | 방향성 건위, 진통, 진경약, 복통, 복명, 설사, 신경성 위염, 구토, 빈뇨, 월경통
- 확인시험 | 가루 1.0g에 $CHCl_2$ 10ml 및 NH_4OH 1ml를 넣고 때때로 흔들어 섞으면서 1시간 방치한 다음, 여과한 여액을 분액깔대기에 넣고 묽은 HCl 2ml를 넣어 잘 흔들어 섞은 뒤, 방치하여 수층을 취해서 이것에 Mayer시액 1~2방울을 넣으면 액은 백탁이 된다.

용담 | Gentianae Scabrae Radix

- 기 원 | 용담(*Gentiana scabra*)의 뿌리 및 뿌리줄기
- 소속과명 | 용담과(Gentianaceae)
- 함유성분 | · Iridoid glycoside: gentiopicroside, trifloroside, swertiamarin benzoyltrifloroside 등
  · Xanthone: gentisin 등
  · Alkaloid: gentianine 등
  · Phenolic acid: gentisic acid 등
- 약 리 | · 건위작용: gentiopicroside, 엑스
  · 항염증작용: gentiopicroside, 물 또는 에탄올 추출물
  · 해열작용: 추출물
  · 장염균의 내성 억제(streptomycin), Anaphylactic shock 억제 등
- 임상응용 | 고미건위, 해열, 고미틴크의 제조
- 주의 및 부작용 : 두통 (드물게 나타남)
- 확인시험 | · 승화법: 건조된 가루를 가열하면 담황색의 결정이 승화 (gentisin)
  · TLC법: $CHCl_3$-MeOH-H_2O(30:10:0.1) Rf 0.3-0.5: 암자색 반점
- 관련생약 | 겐티아나근 (Gentianae Radix): 고미건위 등

겐티아나근 | Gentianae Radix

- 기 원 | 겐티아나(*Gentiana lutea*)의 뿌리 및 뿌리줄기
- 소속과명 | 용담과(Gentianaceae)
- 함유성분 | · Seciridoid glycoside: gentiopicroside, trifloroside, swertiamarin

amarogentin 등

- 약 리 | · 용담의 약리작용과 같음.
  · 중추신경억제, 위액분비촉진: swertiamarin
  · 고미 및 강장작용: gentiopicroside, amarogentin 등
  · 생쥐의 수영시간 연장, 약간의 진경작용: 메탄올 추출물
- 임상응용 | 고미건위, (식욕부진, 헛배부름, 소화불량)
- 금기사항 | 위궤양, 십이지장궤양에는 사용하지 않음.
- 주의 및 부작용 | 두통 (드물게 나타남)
- 관련생약 | 용담(Gentianae Sacabrae Radix): 고미건위 등

우슬 | Achyranthis Radix

- 기 원 | 쇠무릎(*Achyranthes fauriei, A. bidentata*)의 뿌리
- 소속과명 | 비름과(Amaranthaceae)
- 내부구조 | 피층은 명확한 형성층에 의해서 목부와 구별
- 함유성분 | · exdysteroid: inokosterone, ponasteroside A, ecdysterone 등
  · steroid: rubrosterone 등
  · oleanolic acid계 saponin: achyranthoside A~F 등
- 약 리 | · 항염증작용
  · 항종양작용
  · 혈당강하작용, 호르몬유사작용 등
- 임상응용 | 구어혈, 통경, 이뇨, 관절통 개선
- 확인시험 | 가루 0.5g에 물 10ml을 넣고 세게 흔들면 지속성의 미세거품 발생(saponin 함유)

울금 | Curcumae Longae Radix

- 기　　원 | 울금(*Curcuma longa*)의 덩이뿌리를 그대로 또는 주피 제거 후 쪄서 말린 것
- 소속과명 | 생강과(Zingiberaceae)
- 내부구조 | 자른 면은 각질이고 등황색, 등적색 유리모양의 작은 입상물 산재
- 함유성분 | · 황색색소: curcumin, *p*-coumaroylferuloylmethane 등
  · 정유 1.5~5.5%: turmerone, *ar*-tumerone, zingiberene, phellandrene 등
- 약　　리 | · 이담작용: curcumin
  · 건위작용
  · 항암작용: curcumin
  · 항염증작용: curcumin
- 임상응용 | 간장염, 담도염, 담석증, 카타르성 황달
- 확인시험 | 가루에 2% 붕산액을 넣을 때 진한 적갈색
- 관련생약 | 강황(薑黃, Curcumae Longae Rhizoma)[KHP]: 울금의 뿌리줄기

원지 | polygalae Radix

- 기　　원 | 원지 *Polygala tenuifolia* Willd.의 뿌리
- 소속과명 | 원지과 Polygalaceae
- 내부구조 | 엷은 회갈색의 주피로 둘러싸인 비교적 두꺼운 피부와 군데군데 큰 세포간극 존재
- 함유성분 | · Triterpenoid 계 saponin: onjisaponin A-G, tenuifolin, tenuigenin A, B, presenegin-3-O-β-D-glucopyranoside 등

· Xanthone: polygalaxanthone Ⅰ-Ⅶ, onjixanthone Ⅰ, Ⅱ, 2,6,7,8-tetramethoxyxanthone, 3-hydroxy-2,6,7,8-tetramethoxyxanthone 등

• 약　　리 | · 거담작용 (tenuigenin A, B)

· 항균작용, 항염증작용

· 뇌세포보호작용, 진정작용 (onjisaponin A-G)

• 임상응용 | 자극성거담약, 진해, 소염, 진정약

• 확인시험 | (1) 가루 0.5g에 물 10ml를 넣고 세게 흔들어 섞을 때 지속성의 미세한 거품이 생긴다.

(2) 가루 0.5g에 glacial HOAc 2ml를 넣어 잘 흔들어 섞고 2분간 방치한 다음 여과한 여액에 H_2SO_4 1ml를 가만히 넣을 때 접계면은 처음에는 적갈색을 나타내나 다음에는 어두운 녹색으로 변한다(Liebermann-Burchard 반응).

위령선 | Clematidis Radix

• 기　　원 | 으아리(*Clematis mandshurica* Rupr.) 및 동속식물의 뿌리 및 뿌리 줄기

• 소속과명 | 미나리아재비과(Ranunculaceae)

• 함유성분 | triterpenoid계 saponin: clematoside A, B

• 약　　리 | · 골연화작용

· 항진균작용

· 해열, 진통, 항이뇨작용 등

· 혈당 저하 작용

• 임상응용 | 거풍습약, 진통약으로 신경통, 류마티스, 통풍, 근육통, 요통 등에 사용

인도사목 | Rauwolfiae Radix

- 기 원 | 인도사목(*Rauwolfia serpentina*) 및 동속 근연식물의 뿌리
- 소속과명 | 협죽도과(Apocynaceae)
- 내부구조 | 피층의 유세포에는 전분립, 황적색 수지상 물질, 수산칼슘의 단정 존재
- 함유성분 | · indole alkaloid: reserpine, deserpidine, ajmaline, ajmalicine, rescinnamine, serpentine 등
- 약 리 | · 혈압강화작용, 진정작용, 최면작용: reserpine, deserpidine, ajmalicine
  · 항부정맥작용: ajmaline
  · 종양세포에 대한 면역반응 활성화
- 임상응용 | 혈압강하제, 정신안정제, reserpine 제조 원료
- 확인시험 | 횡단면 또는 분말에 HNO_3(1 → 2) 한 방울 떨어뜨리면 방사조직에 선명한 적자색

인삼 | Ginseng Radix Alba

- 기 원 | 인삼(*Panax ginseng*)의 뿌리로 가는 뿌리와 코르크층 제거한 것
- 소속과명 | 오갈피나무과(Araliaceae)
- 내부구조 | 전분립이 있고 박막성의 유세포 및 수지도가 있음, 수지도는 수산칼슘의 집정 및 단정 확인
- 함유성분 | · protopanaxadiol saponin: ginsenoside R_{a1}, R_{a2}, R_{b1}, R_{b2}, R_{b3}, R_c, R_d
  · protopanaxatriol saponin: ginsenoside R_e, R_f, R_{g1}, R_{g2}, R_{h1}
  · oleanane계 saponin: ginsenoside R_o
  · polyacetylene: panaxynol, panaxytriol

· 정유: 약 0.05%(주성분panacene, β-elemene 등)
· 당류: 단당류 약 1.5%(D-glucose, D-fructose), 이당류(sucrose, maltose), 삼당류(trisaccharide-A~C)
· alkaloid: pinacine
· 기타: β-sitosterol, β-sitosterol glucoside, panaxagin(단백질), vitamin B군, choline 등

- **약 리** | · 자양강장작용: ginsenoside R_{b2}, R_c, R_e, R_{g1}
· 면역증강작용: 물추출물
· 중추신경계작용: ginsenoside R_b군 억제, ginsenoside R_g군 흥분
· 심혈관계작용: 유기용매 추출물 중심정맥합 및 심장박동수 내림
· 혈당강하작용: 총사포닌, ginsenoside R_{b2}, panaxan류
· 지질대사작용: ginsenoside R_{b2}
· 항암작용: protopanaxatriol, ginsenoside R_{h2}
· 뇌하수체: 부신피질계작용-20(*S*)-panaxadiol은 피로와 스트레스 저항성 증가
· 항미생물작용: panaxagin
· 발모촉진작용: 물추출물
· 간세포보호작용
· 학습능력개선작용
- **임상응용** | 강장, 강심, 건위보정, 진정약
- **확인시험** | 횡단면에 묽은 요오드 시액 적가하면 어두운 청색

홍삼 | Ginseng Radix Rubra

- **기 원** | 인삼(*Panax ginseng*)의 뿌리를 찐 것
- **소속과명** | 오갈피나무과(Araliaceae)

- 함유성분 | ginsenoside R_{h2}(0.001%), 20(*R*): R_{g2}(0.01%), 20(S)-R_{g2}(0.01%), 20(*R*)-R_{h1}(0.007%), R_{s1}(0.001%), R_{s2}(0.0015%) 등
- 약　　리 | · 강장작용: 사포닌분획
  · 항암작용: ginsenoside R_{h1}, R_{g3}, panaxatriol
  · 적혈구 변형 개선 및 혈압강하
  · 골형성 및 골밀도 증가
- 임상응용 | 강장, 강심, 건위보정, 진정약

자근 | Lithospermi Radix

- 기　　원 | 칡(Lithospermum erythrorhizon)의 뿌리
- 소속과명 | 지치과(Boraginaceae)
- 내부구조 | 피부의 바깥쪽 어두운 자색
- 함유성분 | · Naphthoquinone 색소: Shikonin, alkanin, acetylshikonin
  · Phenol 성 화합물: lithospermic acid A. B
- 약　　리 | · 강심 해열 혈압강하
  · 항진균, 항바이러스: actylshikonin, shikonin
  · 항암작용: shinkonin
  · 혈당강하: lithospermic acid A. B, 및 C glycan
- 임상응용 | 소염 해열 해독, 종양습진 화상 등에 사용
- 확인시험 | (1) 가루를 가열시 적색증기, 관의 벽에 응축하여 적갈색 기름방울 형성
  (2) 가루(절편)에 EtOH를 섞을 때 족색, 여기에 NaOH 가하면 청자색으로, 다시 염산 가하면 적색으로 변화
- 처　　방 | 자운고

작약 | Paeoniae Radix

- 기　　원 | 작약(Paeonia lactiflora)의 뿌리
- 소속과명 | 모란과(Paeoniaceae)
- 내부구조 | 특이한 냄새
- 함유성분 | · Monoterpene glycoside: paeoniflorin, oxypaeoniflorin, albiflorin
  · Tannin
  · Phenol 성 화합물: paeonol
- 약　　리 | · 진정 진경: paeoniflorin
  · 혈소판응집 억제
  · 순환계, 항종양 등
- 임상응용 | 수렴, 완화, 진경, 진통
- 확인시험 | (1) 가루를 EtOH로 추출, $FeCl_3$가하여 청자색 청녹색(Tannin)
  (2) TLC: paeoniflorin확인 반응

지황 | Rehmanniae Radix

- 기　　원 | 지황(*Rehmannia glutinosa* var. *purpurea*)의 뿌리
- 소속과명 | 현삼과(Scrophulariaceae)
- 함유성분 | · Iridoild: cathlpol 등
  · 당류: stachyose, raffinose 등
- 약　　리 | · 순환계
  · 뇌세포보호

숙지황 | Rehmanniae Radix Preparata

- 기 원 | 지황(*R. glutinosa*)의 뿌리를 포제가공(구증구폭(포))한 것
- 소속과명 | 현삼과(Scrophulariaceae)
- 성 상 | 흑색 광 맛 달다.
- 함유성분 | · Naphthoquinone 색소: Shikonin, alkanin, acetylshikonin
  · Phenol 성 화합물: lithospermic acid A. B
- 약 리 | · 말초혈관순환개선
  · 이뇨: catalpol
- 임상응용 | 보혈 강장 해열 지갈 완하 등
- 확인시험 | (1) 가루를 가열시 적색증기, 관의 벽에 응축하여 적갈색 기름방울 형성
  (2) 가루(절편)에 EtOH를 섞을 때 족색, 여기에 NaOH 가하면 청자색으로, 다시 염산 가하면 적색으로 변화
- 처 방 | 사물탕, 육미, 팔미지황환

토근 | Ipecacuanhae Radix

- 기 원 | 토근(*Uragoga ipecacuanha*)의 뿌리 및 뿌리줄기, 일본에서는 *Cephaelis ipecacuanha, C. acuminata*의 뿌리 및 뿌리줄기
- 내부구조 | 유세포는 전분립이 가득차고 군데군데 수산칼슘의 속침정 함유
- 소속과명 | 꼭두서니과(Rubiaceae)
- 함유성분 | alkaloid(2~3%): emetine, cephaeline
- 약 리 | · 최토작용: cephaline
  · 거담작용: emetine

· 항아메바작용: emetine

- 임상응용 | 거담제, 최토제, 아메바성 이질치료제
- 확인시험 | Snelling 반응

파극천 | Morindae Radix

- 기　　원 | 파극천(*Morinda officinalis*)의 뿌리
- 소속과명 | 꼭두서니과(Rubiaceae)
- 함유성분 | · iridoid: morindolide
  · anthraquinone: tectoquinone, alizarin 1-methyl ether
  · oligosaccharide
- 약　　리 | 항우울, 강장작용
- 임상응용 | 보신, 강장약

하수오 | Poligoni Multiflori Radix

- 기　　원 | 하수오(*Polygonum multiflorum* Thunb.)의 덩이뿌리
- 소속과명 | 마디풀과(Polygonaceae)
- 내부구조 | 방추형 또는 덩어리
  횡단면은 몇 개의 이상유관속이 있어서 꽃무늬를 이룸
- 함유성분 | · anthraquinone: chrysophanol, emodin, rhein, physcion과 그 배당체
  · stilbene: (E)-2,3,5,4'-tetrahydroxystilbene-2-*O*-β-D-glucoside,
  2,4,6,4'-tetrahydroxystilbene-2-*O*-β-D-glucoside,

2,3,5,4'-tetrahydroxystilbene-2-*O*-β-D-glucoside-2"-monogalloyl ester, 2,3,5,4,'-tetrahydroxystilbene-2-*O*-β-D-glucoside-3"-monogalloyl ester

· phthalide: *cis*-6,7-dihydoxyligustilide, *trans*-6,7-dihydoxyligustilide

- 약 리 | · 콜레스테롤 저하작용, 동맥경화예방작용
  · 강장·강심작용
  · 뇌세포보호작용
  · 사하작용: chrysophanol
  · 항산화작용: stilbene glucoside
  · 혈관확장작용, 면역억제작용: emodin
  · 부신피질호르몬과 유사작용
  · 항바이러스작용
- 임상응용 | 사하, 보혈, 강정, 강장약
- 확인시험 | 가루를 Et_2O로 추출한 여액에 NH_4OH 시액을 가하고 흔들어 섞으면, 물층은 연한 적색~적색을 띰(anthraquinone, Bornträger 반응)
- 관련생약 | 백하수오(Cynanchi Wilfordii Radix)
  큰조롱 *Cynanchum zilfordii* (Maxim.) Hemsl. (박주가리과 Asclepiadaceae)의 괴경, 같은 용도로 사용. 중국에서는 *C. auriculatum, C. bungei*의 괴경도 사용.

현삼 | Scrophulariae Radix

- 기 원 | 현삼(*Scrophularia buergeriana* Miq.)의 뿌리
  중국에서는 玄蔘(현삼) *S. ningpoensis* Hemsl.의 뿌리를 씀
- 소속과명 | 현삼과(Scrophulariaceae)
- 내부구조 | 황갈색의 후생피층이 1층으로 이루어짐.
  장방형 유세포 피층에 석세포가 단독 혹은 2~3개 뭉쳐 산재

형성층은 환을 이루고 목부의 도관은 방사상 배열
중심주에 소수의 도관, 유조직에는 액상물질 함유

- 함유성분 | · Iridoid: buergerinin F, G, 8-(O-methyl-ρ -coumaroyl)-harpagide, 8-*O*-*E*-*p*-methoxycinnamoylharpagide, 8-*O*-*Z*-*p*-methoxycinnamoylharpagide, 6'-*O*-*Z*-*p*-methoxycinnamoylharpagide, *E*-harpagoside, *Z*-harpagoside, harpagide
  · Phenylpropanoid: *p*-methoxy cinnamic acid, buergeriside A1, B2, B2, C1
- 약　　리 | · 강심·혈압강하작용
  · 간세포보호작용: *p*-methoxycinnamic acid
  · 뇌신경보호작용
  · 말초혈관확장작용
  · 항독소(antitoxoid)작용: saponin 성분
- 임상응용 | 청열해독, 복부수종, 부종(손발, 얼굴)
- 확인시험 | (1) 가루 0.5g + 물 10ml를 수욕중에서 2-3분간 가열한 다음 여액 4ml에 Fehling 시액 2ml를 넣고 수욕중에서 가열할 때 적색의 침전이 생성.
  (2) 가루 0.1g + MeOH 10ml를 수욕상에서 2-3분간 가온한 여과한 여액을 증발건고하고 그 잔류물에 glacial HOAc 4ml를 넣고 2분간 가온한 다음 여과하고 여액이 식은 다음 여기에 H2SO4 1ml를 조용히 넣을 때 접계면은 적갈색을 나타냄(Liebermann-Burchard반응).

황금 | Scutellariae Radix

- 기　　원 | 속썩은풀(*Scutellaria baicalensis*)의 주피를 벗긴 뿌리
- 소속과명 | 꿀풀과(Labiatae)
- 내부구조 | 묵은 뿌리의 경우 목부가 썩어 흑갈색이거나 속이 비어있음. 섬유성.
- 함유성분 | · flavonoid: baicalein, baicalin, wogonin 등

· diterpenoid: scutebaicalin 등

- 약 리 | · 해열작용: baicalein
  · 항염증작용: baicalein, baicalin, wogonin
  · 이담작용: baicalein, baicalin *wogonin은 이담작용 없음
  · 죽상동맥경화방지작용, 혈압강하작용: baicalein
  · 진정작용, 간세포보호작용: wogonin
  · 신경세포보호작용: wogonin, baicalein
  · 항종양작용: baicalein, baicalin
- 임상응용 | 소염해열약, 습열성황달
- 확인시험 | $FeCl_3$법(회록색이다가 자갈색으로 변화)

황기 | Astragali Radix

- 기 원 | 황기(*Astragalus membranaceus*)의 주피를 벗긴 뿌리
- 소속과명 | 콩과(Leguminosae)
- 내부구조 | 수산칼슘의 결정을 함유하는 결정세포열
- 함유성분 | · isoflavonoid: astraisoflavan, formononetin, astrapterocarpan 등
  · triterpene saponin: astragaloside 등
- 약 리 | · 강장, 강정작용
  · 면역증강작용
  · 이뇨, 혈압강하작용
  · 항염증, 항종양작용
- 임상응용 | 강장, 강심, 이뇨, 지한약

2 근경류 생약(Rhizome)

건강 | Zingiberis Rhizoma

- 기 원 | 생강(*Zingiber officinale*)의 근경을 그대로 또는 주피를 제거하고 쪄서 말린 것
- 과 명 | 생강과(Zingiberaceae)
- 내부구조 | 정유를 함유한 분비세포 발달
- 함유성분 | 정유 3% 함유. 주 성분은 zingiberol, α-zingiberene 그밖에 camphene, citral, linalool, 8-cineol 등. 신미 성분은 zingerone, shogaol, 6-gingerol이다.
- 약 리 | · 티프스균, 콜레라균, 항균작용: zingerone, shogaol
  · 혈압강하작용: zingerone
  · 건위작용(항궤양효과): zingiberene
  · 담즙분비: 6-gingerol
- 임상응용 | 방향성 건위약, 교미약, 향신료
- 관련생약 | 생강 (Zingiberis Rhizoma Crudus): 생강(*Zingiber officinale*)의 신선한 근경

대산 | Allii Bulbus

- 기 원 | 마늘(*Allium sativum*)의 인경(비늘줄기)
- 과 명 | 백합과(Liliaceae)
- 함유성분 | · Alliin(효소 alliinase에 의해 자극성의 allicin생김)
  · 정유 1%: 주성분은 allicin, diallyl-disulfide

· 단백질: allivin
· 다당류: scorodose

- 약 리 | · 항세균, 항진균, 항트리코모나스작용(항미생물작용)
· 순환계에 대한 작용
· 항암작용: 유기황 화합물들은 종양의 성장을 억제. allicin은 항산화작용 있음.
- 임상응용 | 건위, 발한, 이뇨, 정장, 살균제

대황 | Rei Rhizoma

- 기 원 | 금문대황 (Rheum palmatum), 장군풀 (R. coreanum), 서대황 (R. tanguticum), 또는 이들의 중간잡종의 뿌리줄기
- 소속과명 | 마디풀과 (Polygonaceae)
- 내부구조 | 횡단면은 형성층 부근에서 회오리 모양의 독특한 무늬가 있다 (선문, 와문, 방선문)
- 함유성분 | · dianthrone glycoside: sennosides A- F
· anthraquinone 유도체: chrysophanol, emodin, aloe-emodin, rhein 등
- 약 리 | · 사하작용: sennoside
· 항염증작용: emodin, rhein
· 항미생물, 수렴, 건위, 이담 작용 등
- 임상응용 | 대장성사하제, 소염성건위약, 변비, 화농성종창
- 확인시험 | anthraquinone 류는 알칼리로 처리하면 적색으로 정색된다.
- 관련생약 | 센나엽, 결명자, 노회, 카스카라사그라다피, 후랑구라피

맥문동 | Liriopis Tuber

- 기　　원 | 맥문동 (Liriope platyphylla) 또는 소엽맥문동 (Ophiopogon japonicus) 의 뿌리의 팽대부
- 소속과명 | 백합과 (Liliaceae)
- 내부구조 | 횡단면은 표피에 내접하여 4~5층의 갈색세포로된 근피가 있다
- 함유성분 | · steroidal saponin: ophiopogonins
  · homoisoflavonoid: ophiopogonones
- 약　　리 | · 해열, 진해, 거담
  · 항염증작용
- 임상응용 | 진해, 거담, 자양강장, 이뇨, 지갈
- 관련생약 | 천문동, 지모

모근 | Imperatae Rhizoma

- 기　　원 | 띠 (Imperata cylindrica)의 가는 뿌리 및 뿌리줄기로서 비늘모양의 잎을 없앤 것
- 소속과명 | 벼과 (Gramineae)
- 내부구조 | 횡단면은 피층은 황백색이며 군데군데 갈색의 반점이 있다.
- 함유성분 | · triterpenoid: cylindrin, arundoin
  · lignan: imperanene, graminone
- 약　　리 | · 이뇨
  · 지혈
- 임상응용 | 소염성이뇨, 지혈

반하 | Pinelliae Tuber

- 기　원 | 끼무릇(*Pinellia ternata* Ten. ex Breitenb.)의 코르크층을 제거한 덩이줄기
- 소속과명 | 천남성과(Araceae)
- 내부구조 | 전분으로 채워진 유세포, 수산칼슘의 속침정이 들어있는 점액세포
- 함유성분 | · homogentisic acid, homogentisic acid glucoside, 3,4-dihydroxybenzaldehyde 및 그 diglucoside
  · Polysaccharide: pinellian PA, pinellian G (glucan) 등
- 약　리 | · 진토, 최토작용
  · 진정작용: alkaloid
  · 거담작용
  · 세포응집, 면역증강작용 등
- 임상응용 | 진토, 진정, 거담약

방기 | Sinomeni Caulis et Rhizoma

- 기　원 | 방기(*Sinomenium acutum* Rehder et E. H. Wilson)의 덩굴성줄기 및 뿌리줄기
- 소속과명 | 댕댕이덩굴과(Menispermaceae)
- 내부구조 | 1차 피층 및 내초에 뚜렷하게 막이 두꺼운 석세포 존재, 도관부에 크고 작은 도관이 계단식으로 배열, 1차 피층에 수산칼슘 침정 존재
- 함유성분 | · Phenanthrene계 alkaloid: sinomenine, disinomenine, isosinomenine 등
  · Aporphine계 alkaloid: magnoflorine, tuduranine 등
  · Berberine계 alkaloid: sinacutine 등

• 약 리 | · 항과민성작용, 항염증작용: sinomenine
· 진통, 해열, 이뇨, 근이완 작용
· 항균, 항아메바 작용
· 울혈성 부종 억제, 백혈구 증진

• 임상응용 | 이뇨제, 소염진통약

• 확인시험 | 가루 0.5g에 묽은 HOAc 10ml를 넣고 흔들어 섞으면서 수욕 중에서 2분간 가열하여 식힌 다음 여과한 여액 5ml에 Dragendorff 시액 2방울을 넣을 때 곧 황적색의 침전이 생긴다. 또 다른 여액 2ml에 Mayer 시액 2~3방울을 넣으면 회갈색의 침전이 생긴다.

백출 | Atracylodis Rhizoma Alba

• 기 원 | 삽주(*Atractylodes japonica* Koidz.) 또는 당백출(A. ovata Koidz.)의 뿌리줄기 또는 주피를 제거한 것

• 소속과명 | 국화과(Compositae)

• 내부구조 | 석세포층, 섬유속, 기름세포 존재

• 함유성분 | · 정유: atracylon, 3-β-hydroxy-atractylon, atractylenolide I~III, eudesma-4(14),7(11)-diene-8-one 등
· Sesquiterpene glycoside: atractyloside A, B, 10-*epi*-atractyloside A 등
· 다당체: atractan A, B, C

• 약 리 | · 건위작용: atracylon
· 이뇨, 지한작용: atractylon
· 진정작용
· 혈당강하작용
· 안태작용
· 면역증강작용, 항미생물작용, 항염증작용, 간세포보호작용 및 담즙분비

· 촉진작용

• 임상응용 | 방향성 건위제

• 확인시험 | 가루 0.5g에 EtOH 5ml를 넣고 수욕 중에서 2분간 온침하여 여과한 용액 2ml에 vanilline·HCl 0.5ml를 넣어 곧 흔들어 섞을 때 액은 홍색~홍자색을 나타내고 그 색은 지속성이다.

• 관련생약 | 창출(Atractylodis Rhizoma): 건위, 이뇨, 진경, 진정, 항염증작용

창출 | Atractylodis Rhizoma

• 기　　원 | 가는잎삽주(모창출, 茅蒼朮) (*Atractylodes lancea* DC.) 또는 만주삽주(북창출, 北蒼朮) (*A. chinensis* Koidz.)의 뿌리줄기

• 소속과명 | 국화과(Compositae)

• 내부구조 | 수 및 방사조직의 유세포 속에 inulin의 구정 및 수산칼슘 침상정 있음

• 함유성분 | · sesquiterpenoid: β-eudesmol, hinesol, actractylon, atractylenolide I~III 등

· sesquiterpene glycoside: atractyloside A~I 등

· polyacetylene: atractylodin, atractylodinol 등

• 약　　리 | · 건위, 이뇨작용: β-eudesmol과 hinesol 혼합물

· 진경, 진정작용: β-eudesmol

· 반사기능 항진작용, 중추마비작용, 방부작용, 혈당강하작용 등

• 임상응용 | 방향성 건위, 정장, 이뇨, 발한약

• 확인시험 | 가루 0.5g에 EtOH 5ml를 넣고 수욕 중에서 2분간 온침하여 여과한 용액 2ml에 vanilline·HCl 시액 0.5ml를 넣어 곧 흔들어 섞을 때 액은 1분 이내에 적색~적자색을 나타내지 않는다.

부자 | Aconiti Lateralis Radix Preparata

- 기　　원 | 오두(*Aconitum carmichaeli* Debeaux.)의 자근
- 소속과명 | 미나리아재비과 (Ranunculaceae)
- 내부구조 | · 염부자: 염분결정으로 가득 찬 세포 간극 (間隙)과 다각형을 이룬 형성층의 환문 있음
- 함유성분 | · diterpene alkaloid
  · aconitine계(맹독성): aconitine, hypaconitine, mesaconitine, jesaconitine 등
  · atisine계(저독성): atisine, kobusine, ignavine, songorine 등
  · higenamine(강심 성분), coryneine(강심 및 혈압상승 성분) 등
- 약　　리 | · 강심작용: higenamine
  · 진통작용: aconitine류
  · 항염증작용: aconitine류, ignavine
  · 혈당강하작용 등
- 임상응용 | 진통, 강심, 강장, 흥분, 신진대사기능 항진제
- 확인시험 | Dragendorff 시액반응

산약 | Dioscoreae Rhizoma

- 기　　원 | 참마(*Dioscorea japonica* Thunb.) 또는 마(*D. batatas* Decne.)의 뿌리줄기의 주피를 벗겨 그대로 또는 쪄서 말린 것
- 소속과명 | 마과(Dioscoreaceae)
- 내부구조 | 꺾인 면은 평탄하고 분질 또는 각질이며 유백색
- 함유성분 | · 참마(*D. japonica*): 전분, mucilage, amylase, arginine, choline, allantoin,

dioscoran A~F(glycan) 등

· 마(*D. batatas*): steroidal saponin [dioscin, batatasin I~III (휴면유발물질)], 전분, mannan, dioscorin (단백질) 등

- 약 리 | · 자양작용
  · 소화촉진작용
  · 지사작용, 거담작용
  · 항산화작용: mucilage, dioscorin
  · 항암작용, 혈당강하작용 등
- 임상응용 | diosgenin의 원료(diosgenin은 반합성 스테로이드호르몬의 원료임)
- 확인시험 | Liebermann-Burchard 반응

삼릉 | Sparganii Rhizom

- 기 원 | 매자기(*Scirpus fluviatilis*) 또는 흑삼릉(*Sparganium stoloniferum*)의 덩이뿌리
- 소속과명 | 사초과(Cyperaceae), 흑삼릉과(Sparganiaceae)
- 함유성분 | triterpenoid: betulinic acid, betulin
- 약 리 | · 항종양, 건위작용
  · 흑삼릉을 식초로 법제하면 구어혈, 진통작용이 커진다.
- 임상응용 | 통경, 구어혈, 진통약, 월경불통, 산후의 어혈로 인한 복통, 유즙불통 등

석창포 | Acori Graminei Rhizoma

- 기　　원 | 석창포(*Acorus gramineus*)의 뿌리줄기
- 소속과명 | 천남성과(Araceae)
- 내부구조 | 횡단면-중심주에는 외목동심유관속이, 피층에는 측립성 유관속이 산재되어 있다. 중심주와 피층에는 이생세포간극이 발달되어 있고, 유세포에는 전분립이 들어있다.
- 함유성분 | · 정유: β-asarone(주성분), α-asarone, caryophyllene, α-humulene, sekishon(γ-asarone) 등
  · lignan: acoradin
- 약　　리 | · 진정, 진경, 건위작용, 항진균작용: β-asarone
  · 뇌세포 보호작용: asarone류
- 임상응용 | 진정, 진통, 건위약
- 관련생약 | Calamus; *Acorus calamus* L.의 뿌리줄기-방향성건위약(유럽)

스코폴리아근 | Scopoliae Rhizoma

- 기　　원 | 미치광이풀(*Scopolia japonica*) 또는 동속식물의 뿌리줄기와 뿌리 건조된 것을 정량할 때 총 alkaloid (hyoscyamine, scopolamine으로서)를 0.3% 이상 함유
- 소속과명 | 가지과(Solanaceae)
- 내부구조 | 목부의 바깥쪽에는 사관을 수반하는 도관이 배열하며 커다란 수를 둘러싸고 있음. 유세포 중에는 전분립과 때로는 수산칼슘의 사정이 있다.
- 함유성분 | ·tropane alkaloid: (±)-hyoscyamine(atropine), scopolamine, apoatropine 등

·coumarin: scopolin, scopoletin

- 약 리 | · 부교감신경 억제작용
  - tropane alkaloid
  - 타액분비, 기관지분비 및 기관지수축 억제, 동공산대, 진토
  - atropine: 스트레스성 위궤양 억제, 위세포 보호, 소장운동 및 분비 억제
  - scopolamine: 진정, 최면작용, 다량에서는 지적능력 장애

  · 진경, 진통작용: scopolamine(내장평활근 수축 억제-식후 위경련 완화)

  · 혈압강하작용, 진경작용, 담즙분비 유도, 부종 완화: scopoletin

- 임상응용 | 진통, 진경, 스코폴리아엑스, 황산아트로핀, 브롬화수소산스코폴라민의 제조 원료로 응용된다. 스코폴리아엑스는 위산과다, 위통, 위경련, 십이지장궤양, 경련성변비 등에 쓰인다.

- 확인시험 | · Vitali 반응(atropic acid 검출): 가루에 Et_2O 및 NH_4OH를 가하여 섞은 뒤 여과하고, 여액에 황산을 넣어 추출한 뒤 NH_4OH 및 Et2O를 넣어 다시 추출한다. 추출액을 증발시킨 후 잔류물에 발연질산을 넣고 증발건고한 다음 잔류물을 DMF(dimethylformamide)로 녹이고 tetraethylammonium hydroxide 시액을 넣으면 액은 적자색~자색을 나타낸다.

  · Alkaloid의 확인: alkaloid 분획을 TLC plate에 점적하고 $CHCl_3$-Me_2CO-MeOH-NH_4OH (73:10:15:2)를 전개용매로 하여 전개한 뒤 건조시키고 Dragendorff 시액을 뿌리면 황적색 반점이 생성된다.

  · Coumarin의 확인: chloroform 추출물에 NH_4OH를 가하여 방치하면 NH_4OH층이 청록색 형광을 나타낸다.

- 관련생약 | · · 스코폴리아엽(Scopoliae Folium): 미치광이풀의 꽃이 필 때의 잎이다. 건조된 것을 정량할 때 총 alkaloid를 0.1% 이상 함유하며, tropane alkaloid가 주성분이다.

  · 히요스엽(Hyoscyami Folium): 가지과(Solanaceae) 식물인 싸리풀(Hyoscyamus niger)의 잎이다. (−)-hyoscyamine, (−)-scopolamine, atropine, apoatropine 등을 함유한다.

  · 벨라돈나근(Belladonnae Radix): 가지과(Solanaceae) 식물인 벨라돈나

(Atropa belladonna)의 뿌리이다. (−)-hyoscyamine, (−)-scopolamine, atropine, apoatropine 등을 함유한다.

복수초 | Adonisi Radix

- 기　　원 | 복수초(*Adonis amurensis*)의 뿌리줄기
- 소속과명 | 미나리아재비과(Ranunculaeae)
- 함유성분 | · 뿌리
  - cardiac glycoside: cymarin, somalin, cymarol, convallatoxin, strophanthin 등
  - 비강심 배당체의 aglycone: lineolone, adonilide

  · 지상부
  - aglycone: digitoxigenin, strophanthidin (당: α-cymarose, α-sarmentose)
  - coumarin: umbelliferone, scopoletin
  - flavonoid: orientin, isoorientin, vitexin
- 약　　리 | · 강심, 이뇨작용: digitoxigenin, cymarin, K-strophanthin, convallatoxin 등

  · 항암작용: cymarin, cymarol, cymarililc acid(혈관신생 억제)
- 임상응용 | 강심, 이뇨효과로 동계, 수종, 전간, 울혈성 심부전, 심장기능 쇠약으로 인한 부종에 사용

벨라돈나근 | Belladonnae Radix

- 기　　원 | 벨라돈나(*Atropa belladonna*)
- 소속과명 | 가지과(Solanaceae)

• 내부구조 | 원주형의 세로주름과 주피는 흔히 벗겨져 있고 냄새는 없고 맛은 쓰다
• 함유성분 | · Tropane계 Alkaloid: hyoscyamine, atropine, scopolamine
· Coumarin: scopoletin, scopolin
• 약　　리 | · 부교감신경 억제작용
· 진통, 진경작용
• 임상응용 | 진통, 진경, 지한 동공산대약
• 확인시험 | Vitali test
• 관련생약 | 벨라돈나 엽, 다투라엽 등

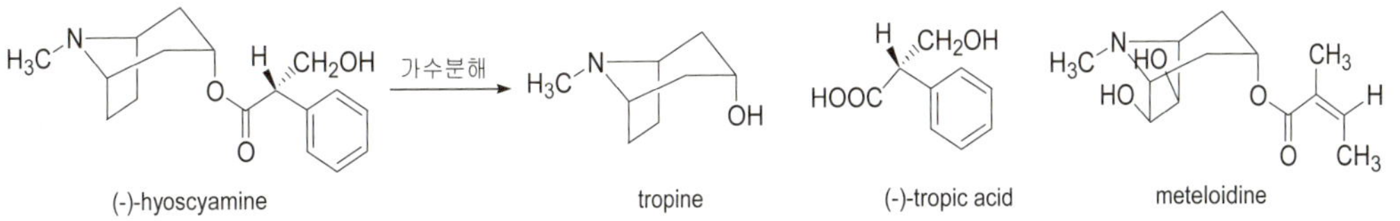

다투라엽 | Daturae Folium

• 기　　원 | 독말풀(*Datura tatura*), 가시독말풀(*D. alba*) 또는 흰독말풀(*D. stramonium*)의 꽃이 필 때의 잎
• 과　　명 | 가지과(Solanaceae)
• 내부구조 | 잎의 윗면에 선모(腺毛)가 있으며, 해면조직에 수산칼슘의 집정이 있다.
• 함유성분 | Alkaloid 함유. 주 성분은 hyoscyamine, scopolamine, apoatropine 등.
• 약　　리 | · 부교감신경 억제작용: hyoscyamine, scopolamine
· 진통·진경 작용: scopolamine
• 임상응용 | 진통, 진경약. atropine과 scopolamine의 제조 원료
• 관련생약 | 스코폴리아근(Scopoliae Rhizoma), 스코폴리아엽(Scopoliae Folium), 벨라돈나근(Belladonnae Radix), 벨라돈나엽(Belladonnae Folium), 히요스엽(Hyoscyami

Folium)

승마 | Cimicifuga Rhizoma

- 기 원 | 승마(*Cimicifuga heracleifolia*) 또는 기타 동속식물의 뿌리줄기
- 소속과명 | 미나리아재비과(Ranunculaceae)
- 함유성분 | · Chromone: cimicifugin, visamminol, vinagin
- 약 리 | · 해열·진통작용
  · 항염증작용
  · 여성호르몬유사작용
- 임상응용 | 발한, 해열, 소염, 등

아출 | Zedoariae Rhizoma

- 기 원 | 봉출(Curcuma zedoaria)의 뿌리줄기 또는 수증기로 쪄서 말린 것
- 소속과명 | 생강과 (Zingiberaceae)
- 내부구조 | 거의 난형을 이루고 바깥면에 거친 털이 있다.
- 함유성분 | · Sesquiterpenoid: curzernone, β-tumerone,
  · Monoterpenoid: 1,4-cineol, α-pinene
  · Curcuminoid: curcumin 함량이 2%이하
- 약 리 | · 건위·흡수촉진작용
  · 항종양작용
- 임상응용 | 방향성 건위약, 간질환 치료제

절패모 | Fritillariae Thunbergii Bulbus

- 기　　원 | 절패모(*Fritillaria thunbergii*) 또는 동속근연식물의 비늘줄기
  석회수에 담갔다가 햇빛에 건조시키면 독성줄고 약효증대
- 소속과명 | 백합과(Liliaceae)
- 함유성분 | · steroidal alkaloid: verticine (=peimine), verticinone, peiminoside, fritilline, fritillarine
  · diterpenoid: trans-communol, trans-communic acid
- 약　　리 | · 진해작용: peimine, peiminine
  · 혈압강하작용: peimine, peiminine, peiminoside
  · 중추신경계작용: peimine, peiminine
- 임상응용 | 진해, 거담약, 배농약
- 확인시험 | Dragendorff 시액(황적색)
- 관련생약 | 천패모(Fritillariae Cirrhosae Bulbus)

지모 | Anemarrhenae Rhizoma

- 기　　원 | 지모(*Anemarrhena asphodeloides*)의 뿌리줄기
- 소속과명 | 백합과(Liliaceae)
- 내부구조 | 중심주에 많은 유관속이 불규칙적으로 산재, 점액세포 와 수산칼슘의 속침정 존재
- 함유성분 | · steroidal saponin: timosaponin A-Ⅰ ~ A-Ⅳ(비당체는 sarsasapogenin)
  · lignan: nyasol(=cis-hinokiresinol),
  monomethylnyasol(=cis-monomethylhinokiresinol)

· glycan: anemaran A ~ D

- 약　　리 | · 해열, 진정, 거담작용: nyasol
  · 항세균, 항진균 작용: nyasol
  · 혈압강하작용: anemaran A ~ D, mangiferin, pseudoprototimosaponin AⅢ
  · 항종양작용: nyasol
- 임상응용 | 구갈, 번열에 사용, 해열, 이뇨, 진정, 진해, 지사약
- 확인시험 | Liebermann-Burchard 반응: 적갈색 (saponin)

천궁 | Cnidii Rhizoma

- 기　　원 | 천궁 (*Cnidium officinale* Makino)의 뿌리줄기를 그대로 또는 열탕에 담갔다가 건조한 것
- 소속과명 | 미나리과 (Umbelliferae)
- 내부구조 | · 바깥면에 겹친 결절이 존재하며 표면에는 혹같은 융기가 존재함.
  · 질은 조밀하고 단단하며 피층 및 수에 유도(油道)가 산재함.
  · 목부는 후막의 목화된 크고 작은 목부 섬유가 무리를 이루고 있으며 전분립은 흔히 호화되어 있음.
- 함유성분 | · Phthalide 정유: ligustilide, ligustilidiol, butylidenephthalide(Z-form), butylphthalide, cnidilide, neocnidilide, isocnidilide, senkyunolide A-I 등
  · falcarindiol, falcarnolone, pregnolone, ferulic acid, chlorogenic acid, vanillin, apiol, coniferyl ferulate, vitamin C, cnidirhan AG, cnidirhan SI, SIIA 등
- 약　　리 | · 진경·진정작용: ligustilide cnidilide, senkyunolide
  · 혈관확장·혈압강하작용: Et_2O 추출물
  · 뇌세포보호작용: falcarindiol
  · 면역증강작용: cnidirhan AG, cnidirhan SI, cnidirhan SIIA

· 진통작용: 50% MeOH 추출물

· 살충작용: butylidenephthalide

· 항암작용, 비타민 E 결핍증 치유작용, 항세균·항진균작용

• 임상응용 | 진정, 진경, 빈혈, 두통, 보혈강장, 구어혈약 등 부인과 질환

천남성 | Arisaematis Rhizoma

• 기 원 | 천남성 (Arisaema amurense MAXIM.) 및 동속 근연식물의 코르크층을 벗긴 덩이뿌리

• 소속과명 | 천남성과 (Araceae)

• 내부구조 | · 전분립으로 가득 찬 유세포 존재

· 점액도와 수산칼슘의 속침정이 들어있는 점액세포 존재

• 함유성분 | · saponin, diacylglycerylgalactoside, cerebroside, benzoic acid, mannitol 등

• 약 리 | · 진경·진정작용: 물추출물

· 거담작용: 물추출물

· 간세포보호작용: cerebroside

· 뇌세포보호작용: 50% MeOH 추출물

• 임상응용 | 중풍, 반신불수, 소아경기, 진통, 소종

• 확인시험 | · 가루 0.5g에 물 10mL를 넣고 흔들면 → 지속성의 가는 거품생김.

· 가루 0.2g에 glacial HOAc 2mL를 넣고 수욕상에서 가온 후 여과한 여액에 H_2SO_4 0.5mL를 조용히 넣으면 → 엷은 갈색(Libermann-Burchard 반응)

· 절단면에 묽은 요오드 시액을 가하면 → 어두운 청자색

천마 | Gastrodiae Rhizoma

- 기　　원 | 천마 (*Gastrodia elata* Blume)의 덩이줄기
- 소속과명 | 난초과 (Orchidaceae)
- 내부구조 | 유세포 내에 수산칼슘의 속침정 존재
- 함유성분 | · Phenolic 유도체: gastrodin, 4-hydroxybenzylalcohol, 4,4'-dihydroxydiphenylmethane, parishin, parishin B, C, 2,5-bis(4-hydroxybenzyl)phenol, bis(4-hydroxybenzyl)ether, vanillyl alcohol, 4-hydroxybenzaldehyde, vanillin, gastrol, 4,4'-dihydroxybenzyl sulfoxide, α-acetylaminophenylpropyl-α-benzoylaminophenylpropionate, 4-[4'-(4''-hydroxybenzyloxy)benzyloxy]benzyl methyl ether, *S*-(4-hydroxybenzyl)glutathione
  · Phytosterol: β-sitosterol, daucosterol, campesterol, α-spinasterol, stigmasterol, 4-hydroxybenzyl β-sitosterol ether, 3-*O*-(4'-hydroxybenzyl)-β-sitosterol
- 약　　리 | · 진정·진경·진통작용: 4-hydroxybenzaldehyde, gastrodin, 추출물, vanillyl alcohol, *S*-(4-hydroxybenzyl)glutathione
  · 뇌세포보호작용: MeOH 추출물의 Et_2O 분획물, vanillin, *p*-hydroxybenzaldehyde
  · 담즙분비촉진작용: vanillyl alcohol, gastrol
  · 항진균작용: gstrodianin
- 임상응용 | 두통, 현기증, 히스테리증, 전간, 반신불수, 사지경련, 안면마비, 두통, 류머티스에 사용

천문동 | Asparagi Tuber

- 기 원 | 천문동(Asparagus cochinchinensis)의 코르크층을 벗긴 덩이뿌리
- 과 명 | 백합과(Liliaceae)
- 내부구조 | 피층부에 석세포 및 석세포군, 수산칼슘 속침정 함유하는 점액세포
- 성 분 | · furostan glycoside: sparagus saponin
  · polyacetylene: asparendiol
  · phenolic compound: nyasol 등
- 약 리 | 진해작용, 간세포 및 뇌신경세포 보호작용
- 임상응용 | 거담, 진해, 자양, 강장
- 확인시험 | 가루 0.5g에 물 10ml넣고 수욕상에서 가온후 여액 3ml에 Fehling시액 1 ml을 넣고 수욕중에서 가열하면 적갈색 침전형성

택사 | Alismatis Rhizoma

- 기 원 | 택사(*Alisma orientale*)의 덩이줄기
- 과 명 | 택사과(Alismataceae)
- 성 분 | · tetracyclic triterpenoid: alisol A, B, C 등
  · sesquiterpenoid: alismolalismoxide 등
- 약 리 | · 이뇨작용: alisol A monoacetate, alisol B
  · 콜레스테롤 저하작용: alisol A monoacetate
  · 항알러지작용: alisman SI, alisman PII
- 임상응용 | 이뇨, 지갈(止渴)
- 확인시험 | Liebermann-Burchard 반응

해방풍 | Glehniae Radix cum Rhizoma

- 기 원 | 갯방풍(*Glehnia littoralis*)의 뿌리 및 뿌리줄기
- 과 명 | 미나리과(Umbelliferae)
- 내부구조 | 피층에 갈색의 분비도
- 성 분 | · coumarin: imperatorin, psoralen, bergapten
  · polyacetylene: falcarindiol
- 약 리 | · 해열, 진통작용
  · 항세균, 항진균작용: MeOH 추출물
  · 면역억제작용: 다당류
- 임상응용 | 발한, 해열, 진통

향부자 | Cyperi Rhizoma

- 기 원 | 향부자(*Cyperus rotundus*)의 가는 뿌리를 제거한 뿌리줄기
- 소속과명 | 사초과 (Cyperaceae)
- 내부구조 | 방추형, 자른 면은 납과 같은 광택, 횡단면은 적갈색 혹은 황갈색 반점
- 함유성분 | · Sesquiterpenoid: cyperene, cyperol, cyperotundone, α-cyperone, β-selinene, isocurcumenol, 10, 12-peroxycalamenene, kobusone, cyperolone
  · triterpenoid: oleanolic acid
  · Alkaloid: rotundine
- 약 리 | · 자궁수축억제
  · 위·복통경감
  · 항염증: α-cyperone

· 항말리리아: α-cyperone, 10,12-peroxycalamenene, β-selinene
- 임상응용 | 통경, 정혈, 진통약으로 월경부조, 월경통, 신경통, 위·복통에 사용
- 확인시험 | 가루 EtOH 추출물 TLC 전개 후 자외선 조사로 남색 반점. 이것에 2,4-dinitrophenylhydrazine 분무로 적색
- 구 조 식 |

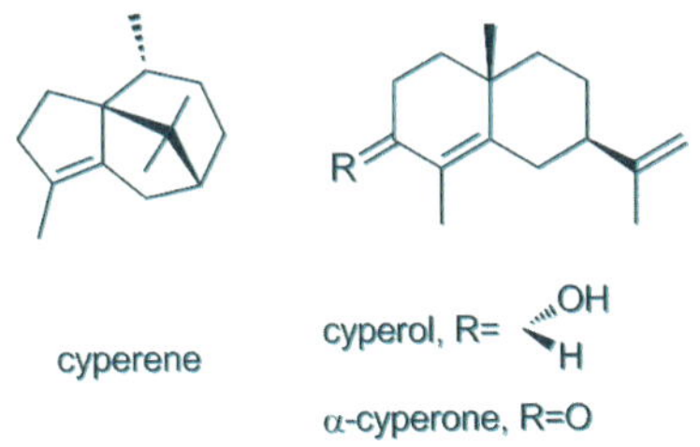

현호색 | Corydalis Tuber

- 기 원 | 들현호색 (Corydalis ternata)의 덩이줄기
- 소속과명 | 양귀비과 (Papaveraceae)
- 내부구조 | 편구형 또는 다각형, 혹모양의 돌기, 입상은 황색-회황갈색
- 함유성분 | · Alkaloid: corydaline, tetrahydrocoptisine, tetrahydropalmatine, galucine, protopine corybulbine, tetrahydrocolumbamine, dehydrocorydaline
- 약 리 | · 진통, 진정: tetrahydropalmatine
  · ACTH분비촉진: tetrahydropalmatine
  · 항궤양: dehydrocorydaline
- 임상응용 | 정혈, 진통, 진경약으로 두통, 위통, 복통, 월경통, 생리불순, 위궤양
- 확인시험 | Mayer 시액으로 황갈색 솜모양의 침전

황련 | Coptidis Rhizoma

- 기　　원 | 깽깽이풀(*Coptis japonica*)또는 기타 동속식물의 뿌리를 거의 제거한 뿌리줄기
- 소속과명 | 미나리아재비과 (Ranunculaceae)
- 내부구조 | 목부는 방사조직이 뚜렷하고 석세포 있음.
- 함유성분 | · Isoquinoline alkaloid: berberine, palmatine 등
  · Lignan: pinoresinol, isolariciresinol
- 약　　리 | · 항미생물작용: Isoquinoline alkaloid (berberine)
  · 항염증: lignan
  · 중추신경계에 대한 작용 등
- 임상응용 | 세균성 설사에 대한 지사약, 소염성 고미건위약
- 확인시험 | 자외선(365nm)에서 황색 – 황록색의 형광

황정 | Polygonati Rhizoma

- 기　　원 | 시베리아둥굴레 (*Polygonatum sibiricum*), 진황정 *P. falcatum* 또는 전황정 *P. kingianum*의 뿌리줄기를 그대로 또는 외피를 벗기어 찐 것
- 소속과명 | 백합과 (Liliaceae)
- 내부구조 | 질은 단단하고 황백색의 작은 점
- 함유성분 | · Steroidal saponin 및 aglycone: diosgenin, hecogenin 등
  · 기타 점액질, 전분, 당분 등
- 약　　리 | · 자양강장
  · 혈당강하작용

· 강심작용, 항미생물작용 등

- 임상응용 | 자양강장약으로 병후허약증으로 사용

히드라스티스근 | Hydrastidis Rhizoma

- 기　　원 | 히드라스티스(*Hydrastis canadensis*)의 뿌리줄기 및 뿌리
- 소속과명 | 미나리아재비과(Ranunculaceae)
- 내부구조 | 바로 자를 때는 횡단면이 황색이지만 시간이 지나면 암갈색으로 변함
- 함유성분 | · Alkaloid: hydrastine, canadine, berberine 등
  · hydrastine은 산회되면 hydrastinine이 됨
- 약　　리 | · 혈관수축작용: hydrastine (hydrastinine이 더 강함)
  · 지혈작용: hydrastine
  · 항미생물작용: berberine
  · 소장 연동운동 감소, 항부정맥 작용, 기관지확장작용 등
- 임상응용 | 자궁출혈, 월경과다에 대한 지혈제, 살균성 고미건위제

3 종자류 생약(Semen)

견우자 | Pharbitidis Semen

- 기　　원 | 나팔꽃 (*Pharbitis nil*)의 씨
- 소속과명 | 메꽃과(Convolvulaceae)
- 내부구조 | 종피는 얇고 그 바깥층은 어두운 회색, 안쪽층은 엷은 회색

- 함유성분 | · resin glycoside(수지배당체): pharbitic acid, pharbitic acid C, D, pharbitin 등
- 약　　리 | 사하작용: pharbitin(물에 녹지 않아 견우자 전제는 사하작용 없음)
- 임상응용 | 준하제, 이뇨제
- 주의 및 부작용 | 일정량 이상 복용하면 중독증상 나타날 수 있고 임부, 신체허약자, 파두와는 배합금기

개자 | Brassicae Semen

- 기　　원 | 갓(*Brassica juncea* Czern.)의 성숙종자
- 소속과명 | 십자화과(Cruciferae)
- 함유성분 | · 황화합물: sinigrin(0.6%), 8-(methylsulfonyl)octyl glucosinolate, 9-(methylsulfonyl)nonyl glucosinolate, p-hydroxybenzyl glucosinolate, 3-isothiocyanate-1-propene, 4-isothiocyanate-1-butene 등
  · phytoalexin: brassinin, cyclobrassinin
  · 기타: 지방유(27～30%), sinapine, sinapic acid, sinigrin은 myrosinase에 의해 allylisothiocyanate로 분해
- 약　　리 | · 피부인적작용
  · 거담작용
  · 항균작용, 미백작용, 항산화작용, 해독작용 등
- 임상응용 | 향신료, 가루를 반죽하여 기관지염, 폐렴, 신경통 등의 습포제
- 확인시험 | 수증기증류 유출액에 phenylhydrazine 시액을 가하면 바늘상의 결정 형성(allylisothiocyanate)
- 관련생약 | 흑개자(*Brassica nigra*), 백개자(*B. alba*), 산전채(*Wasabia japonica*): 향신료, 피부자극제, 토제, 신경통 치료제

결명자 | Cassiae Semen

- 기　　원 | 초결명(*Cassia obtusifolia* L.), 긴강남차(*Cassia tora* L.)의 씨
- 소속과명 | 콩과(Leguminosae)
- 함유성분 | · anthraquinone: chrysophanol, physcion, emodin, rhein, aloe-emodin, obtusifolin, obtusin, chryso-obtusin, aurantio-obtusin 등
  · anthraquinone glycoside: glucoobtusifolin, glucochryso-obtusin, glucoaurantio-obtusin, questin V, VI 등
  · naphthalenes: torachrysone, toralactone, rubrofusarin, cassiaside 등
- 약　　리 | · 이뇨작용, 완하작용, 항염증작용, 혈압강하작용
  · 항진균작용
  · 세포보호작용, 항산화작용 등
- 임상응용 | 건위, 정장, 이뇨, 완하제
- 확인시험 | 승화물에 KOH 시액을 가할 때 적색으로 변색
- 관련생약 | 망강남(*Cassia torosa* Cav. = *C. occidentalis* L.), 산편두 (*C. nomame* Honda): 완하제, 건위제

괄루인 | Trichosanthis Semen

- 기　　원 | 하늘타리(*Trichosanthes kirilowii* Maxim., *T. multiloba* Migo)의 씨
- 소속과명 | 박과(Cucurbitaceae)
- 함유성분 | · multiflorane triterpenoid: karounidiol, 3-epikarounidiol, bryonlol 등
  · cucurbitane triterpenoid: 7-oxo-10α-cucurbitadienol, 7-oxo-24-dehydro-10α-cucurbitadienol 등

- 약　　리 | · 진해·거담작용
  · 항염증작용
  · 항종양작용
- 임상응용 | 소염, 완하, 진해, 거담약
- 확인시험 | Liebermann-Buchard 반응(초산 추출액에 황산을 가할 때 접계면이 적갈색-적색을 나타냄)

내복자 | Raphani Semen

- 기　　원 | 무(*Raphanus sativus* L.)의 말린 씨
- 소속과명 | 십자화과 (Cruciferae)
- 함유성분 | · 지방유: erucic acid, linoleic acid, linolenic acid, glycerol sinapate 등
  · 정유: α-, β-hexylaldehyde, methylmercaptan 등
  · steroid: castasterone, brassinolide 등
  · gibberellin: 12α-hydroxy GA_{12}, 12α-hydroxy GA_{15}, 12α-hydroxy GA_{24} 등
  · 항균물질: raphanin, raphanusol A, B
  · sulfur containing sterss metabolite: spirobrassinin, cyclobrassinin, brassinin, methoxybrassinin, brassicanal A, brassitin, methoxybrassitin
  · 기타: sulphoraphene
- 약　　리 | · 건위작용, 거담작용
  · 항세균, 항진균작용: raphanin
  · 돌연변이억제작용: sulphoraphene
- 임상응용 | 소화불량, 요통, 복통, 기침, 가래

백자인 | Thujae Semen

- 기 원 | 측백나무 (*Thuja orientalis* L., *Biota orientalis* Endl.)의 씨
- 소속과명 | 측백나무과 (Cupressaceae)
- 내부구조 | 배유가 많고, 특이한 방향성을 가짐
- 함유성분 | · sesquiterpenoid: cedrol, α-, β-, γ-cuparenol, α-isocuparenol, α-, β-biotol, α-, β-cuparenone 등
  · diterpenoid: pinusolide,
  · 기타: thujic acid, 지방유, essential oil, saponin, lignan, 불포화지방산 등
- 약 리 | · 진정작용, 지한작용
  · 통변작용: 지방유
  · 탈모치유작용
  · 학습능력개선작용
  · 혈중지질저하작용: 불포화지방산
- 임상응용 | 자양, 강장, 진정, 이뇨, 윤장

백편두 | Dolichoris Semen

- 기 원 | 제비콩(*Dolichos lablab* L.)의 씨
- 소속과명 | 콩과(Leguminosae)
- 내부구조 | 비후된 2개의 자엽
- 함유성분 | · saponin: lablab saponin Ⅰ, lablaboside A-F
  · steroid: dolicholide, dolichosterone, homodolichosterone
  · 기타: (−)-pipecolic acid, phytoagglutin A, B

• 약　　리 | 이뇨작용

• 임상응용 | 비위허약, 식욕부진, 조육중독·식중독 해독

빈랑자 | Arecae Semen

• 기　　원 | 빈랑(*Areca catechu*)의 잘 익은 씨

• 소속과명 | 야자과(Palmae)

• 함유성분 | · pyridine alkaloid: arecoline
· steroid: diosgenin
· tannin: catechin

• 약　　리 | · 구충작용
· 부교감신경흥분작용
· 중추신경흥분작용

• 임상응용 | 조충구제약

• 확인시험 | Dragendorff 시액: 황적색

• 구 조 식 |

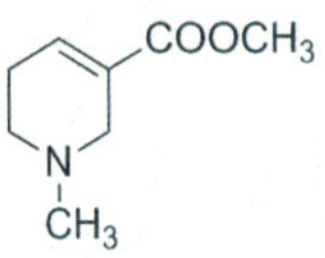

arecoline

산조인 | Ziziphi Semen

• 기　　원 | 묏대추나무(*Ziziphus jujuba* var. *spinosa*)의 잘 익은 씨

- 소속과명 | 갈매나무과(Rhamnaceae)
- 함유성분 | · cyclopeptide: sanjoinine A, B, D
  · dammarane glycoside: jujubogenin
- 약　　리 | 진정작용: MeOH 분획, 물분획, 지방유 분획
- 임상응용 | 불면증, 진정, 심장질환
- 확인시험 | Liebermann-Burchard 반응

스트로판투스 | Strophanthi Semen

- 기　　원 | *Strophanthus kombe*의 잘 익은 씨의 모관을 제거한 것
- 소속과명 | 협죽도과(Apocynaceae)
- 함유성분 | cardiac glycoside: G-strophanthin(ouabain), K-strophanthin-β
- 약　　리 | 강심작용: G-strophanthin(체내축적 작용 낮음)
- 임상응용 | 심기능부전, 강심, 이뇨
- 확인시험 | H_2SO_4에 의해 배유부분이 진한 녹색으로 발색

아마인 | Lini Semen

- 기　　원 | 아마(*Linum usitatissimum* L.)의 씨
- 소속과명 | 아마과(Linaceae)
- 내부구조 | 엷은 막상의 배유 및 큰 2개의 자엽 분포
- 함유성분 | · Flavonoid: orientin, isoorientin, vicenin, lucenin 등
  · Cyclopeptide: cyclolinopeptide A~I

· Cyanogenic glycoside: linamarin, lotaustralin

- 약 리 | 관상동맥질환 관련 소염작용: α-linolenic acid
- 임상응용 | 점활제, 강장, 완하약

연자육 | Nelumbinis Semen

- 기 원 | 연꽃(*Nelumbo nucifera* Gaertn.)의 성숙과실을 건조하여 껍질을 벗긴 종자
- 소속과명 | 수련과 (Nymphaeaceae)
- 함유성분 | Alkaloid: armepavine, *N*-methylcoclaurine, roemerine, nuciferine, anonaine, liriodenine, methylcorypalline, neferine, dauricine, daurisoline 등
- 약 리 | · 수렴, 진정, 자양작용
  · 관상동맥확장작용, 자궁평활근이완작용, 간세포보호, 항부정맥작용
- 임상응용 | 진정, 자양강장약
- 확인시험 | Dragendorff시액: 등황색 침전

우방자 | Arctii Semen

- 기 원 | 우엉(*Arctium lappa* L.)의 성숙한 씨
- 소속과명 | 국화과(Compositae)
- 함유성분 | · lignan: arctiin, arctigenin, lappaol A, B, lappaol F
- 약 리 | · 이뇨작용: arctiin
  · 항진균작용
  · 에스트로젠유사작용, 항암작용 등

- 임상응용 | 소염, 해독, 항종양, 건위, 황달(이담)
- 확인시험 | 메탄올추출물로 TLC[전개용매조건: 아세톤-에틸아세테이트-물 혼합액 (15:10:1)] 전개 후 황산 발색하면 약 R_f 0.4에서 적자색반점

육두구 | Myristicae Semen

- 기　　원 | 육두구(*Myristica fragrans* Houtt.)의 씨(사용할 때 가종피 및 씨껍질을 벗김)
- 소속과명 | 육두구과(Myristicaceae)
- 내부구조 | 2~3cm의 타원형 씨로, 외배유에 정유를 저장한 원형의 분비물 세포가, 내배유에 전분, 호분, 지방, 색소를 지닌 다각형의 유세포가 있음.
- 함유성분 | · Arylalkanone: malabaricone A~C
  · Lignan과 neolignan: dihydroguaiaretic acid, *erythro*-2-(4"-allyl-2", 6"-dimethoxy)-1-(3',4',5'-trimethoxy-phenyl) propan-1,3-diol, fragransol-A, -B, fragransin D, D_2, D_3, E_1, austrobailignan-7 등
  · 정유성분: α-pinene, camphene, terpene alcohol, linalool, borneol, terpineol, geraniol, safrol, eugenol, isoeugenol, sabinene, β-pinene, myristicin(환각성분), *trans*-iso-elemicin 등
- 약　　리 | · 구풍, 건위작용: eugenol
  · 항암작용: dihydroguaiaretic acid
  · 항염증작용: myristicin, eugenol, isoeugenol
  · 혈소판응집억제작용: eugenol, isoeugenol
  · 간세포보호작용: myristicin
  · 항미생물작용: eugenol, malabaricone B, C
  · 환각작용: myristicin
  · 항혈전증작용, 항고지혈증작용 등

- **임상응용** | 구풍제(복부팽만), 방향성건위제, 향미료
- **확인시험** | 1) 가루 1.0g에 MeOH 10ml를 넣고 수욕상에서 3분간 가온하여 온시 여과하고, 여액을 얼음물 중에서 10분간 방치하면 백색의 침전이 생김.
  2) (1)에서 생긴 침전에 CHCl3 5ml를 넣어 녹여 검액으로 하여 TLC법에 따라 $CHCl_3$-*n*-hexane (7:3)을 전개용매로 전개하고 말린 후, 요오드증기를 쪼이면 R_f 값 0.6 부근에 황색의 반점이 나타남.

의이인 | Coicis Semen

- **기　원** | 율무(*Coix lacryma-jobi* L. var. *mayuen* (Rom. Caill.) Stapf)의 종피를 제거한 씨
- **소속과명** | 벼과(Gramineae)
- **내부구조** | 5~6mm의 난형 씨로, 백색의 내유와 엷은 황색의 배반이 있음.
- **함유성분** | · 전분, 조단백, 지방유, coixenolide, 1-methyl-2-(*cis*-9-hexa-decenoyloxy)-propyl-*trans*-11-octadecanoate, coixol, benzoxanzinone, *trans*-feruloyl stigmastanol, *trans*-feruloyl campestanol
  · Glucan: coixan A~C, acidic hetero-glucan
  · Triterpenoid: friedelin, isoarborinol
- **약　리** | · 항종양작용: coixenolide (paste를 피부에 도포시 사마귀 제거효과)
  · 항알러지작용: benzoxazinoid
  · 항염증작용
  · 혈당강하작용: coixan A~C
  · 배란유발작용: *trans*-feruloyl stigmastanol
  · 항보체활성: acidic heteroglycan
  · 진통, 진정, 진경, 해열 및 항균, 살충작용: coixol
- **임상응용** | 배농, 이뇨(부종, 각기, 방광결석), 소염, 자양, 강장, 진통, 진해, 진경

• 확인시험 | 1) 횡단변에 요오드시액을 점적하면 내유는 흑적갈색, 배반은 흑회색을 나타냄.

2) 요오드시액 점적후 현미경관찰시에 단전분립 및 복합전분립은 적갈색을, 지방유, 호분립과 공존하는 유세포 중의 소형전분립은 청자색을 나타냄.

차전자 | Plantaginis Semen

• 기　　원 | 질경이(*Plantago asiatica* L.)의 잘 익은 씨

• 소속과명 | 질경이과(Plantaginaceae)

• 내부구조 | 납작한 타원형, 등쪽은 활모양으로 융기, 아래쪽은 다소 오목, 종피는 점액을 가진 표피, 영양층 및 색소층의 3층으로 됨. 종피보다 두꺼운 내유가 자엽을 둘러쌈. 무취, 맛은 약간 쓰며 점액성

• 함유성분 | · Mucilag: plantasan, plantago-mucilage A
· Iridoid: aucubin, catalpol

• 약　　리 | · 이뇨작용(추출물)
· 진해작용(plantagin)
· 완하작용(mucilage)
· 결합조직 증식작용(물추출물)

• 임상응용 | 소염, 이뇨, 점활, 지사, 진해

• 확인시험 | · 온탕을 넣으면 종피가 부풀어 점액을 낸다.
· 묽은 염산 추출물을 NaOH 시액으로 중화후 Fehling 시액을 넣어 가온 시 적색 침전을 생성

• 관련생약 | 차전초(Plantaginis Herba)

칼라발두 | Physostigmatis Semen

- 기　　원 | 칼라발콩(*Physostigma venenosum* Balf.)의 성숙 종자
- 소속과명 | 콩과(Leguminosae)
- 내부구조 | 흑갈색～암적갈색 씨로 단단하며 표면은 광택이 있다. 맹독성
- 함유성분 | Alkaloid: physostigmine, nor-physostigmine, isostigmine, eseramine, geneserine
- 약　　리 | · 부교감신경흥분(physostigmine)
  · 동공 수축(physostigmine)
  · 안압저하작용(physostigmine)
- 임상응용 | 녹내장, 근무력증, 해독(strychnine, atropine, curare)
- 확인시험 | Mayer 시약에 의하여 백색 침전 형성

커피두 | Coffeae Semen

- 기　　원 | 커피나무(*Coffea aribica* L, *C. liberica* Bull., *C. canephora* P. et F.)의 종자
- 소속과명 | 꼭두서니과(Rubiaceae)
- 내부구조 | 1과에 2개의 씨가 들어 있어 반절 타원형. 산지와 품종에 따라 크기가 다름.
- 함유성분 | · Alkaloid: caffeine, theobromine, theophylline, trigonelline
- 약　　리 | · 중추신경 흥분작용(caffeine, theobromine, theophylline)
  · 강심작용(caffeine, theobromine, theophylline)
  · 이뇨작용(caffeine, theobromine, theophylline)

- 임상응용 | 각성제, 기호 음료
- 확인시험 | Mayer 시약에 의하여 침전을 형성하지 않는다.

콜히쿰자 | Colchici Semen

- 기　　원 | 콜히쿰(*Colchicum autumnale* L.)의 성숙한 씨
- 소속과명 | 백합과(Liliaceae)
- 내부구조 | 구형으로 직경 1~2mm, 갈색이고 주름이 많으며 한쪽 끝에 종병(種炳)이 약간 남아있는 것도 있다.
- 함유성분 | Alkaloid: colchicine, colchicoside 등
- 약　　리 | · 통풍치료작용: colchicine
  · 유사분열억제작용: colchicine
- 임상응용 | 통풍치료제, 염색체 배가제

파두 | Tiglii Semen

- 기　　원 | 파두(*Croton tiglium* L.)의 씨로 종피를 벗겨서 사용
- 소속과명 | 대극과(Euphorbiaceae)
- 내부구조 | 종피는 얇고 단단하나 부서지기 쉬우며, 내유(內乳)는 피막성의 외유(外乳)로 싸여 있다. 횡단면을 현미경으로 보면, 가운데는 렌즈모양의 빈 곳이 있고 그 안에는 2개의 얇은 자엽이 들어 있다.
- 함유성분 | · Tigliane phorbol ester: colchicine, colchicoside 등
  · 독성단백질: crotin

• 약　　리 | · 준하작용: croton oil
· 피부인적작용: croton oil
· 자궁출혈: croton oil
· 용혈작용: crotin
· 발암성: phorbol ester류

• 임상응용 | 완고한 변비(준하제), 동상예방(피부자극약)

행인 | Armeniacae Semen

• 기　　원 | 살구나무(*Prunus armeniaca* L. va. *ansu* Maxim.) 및 개살구나무 (*P. mandshurica* Koehne var. *glabra* Nakai) 또는 기타 동속 근연식물의 씨

• 소속과명 | 장미과(Rosaceae)

• 내부구조 | 종피는 갈색이며 바깥면에는 스쳐서 떨어지기 쉬운 석세포로 된 표피세포가 있어서 가루를 뿌린 것 같다. 종피의 바깥면을 현미경으로 볼 때 몇 개씩 모인 석세포는 대개 둥근 모양이며 그 세포막은 측면으로 볼 때는 둔한 삼각형이고 세포막은 끝쪽부분에서 매우 두껍다.

• 함유성분 | · Cyanogenic glycoside: amygdalin, prunasin, mandelic acid glycoside 등
· Steroid: estrone, α-estradiol
· emulsin

• 약　　리 | · 진해작용: amygdalin
· 거담, 통변작용
· AchE 저해작용(Alzheimer's disease 치료효과)

• 임상응용 | 거담, 진해, 평천, 윤장(통변)작용

• 확인시험 | · 물을 넣고 빻을 때 benzaldehyde 냄새가 난다.
· 빻아서 시험관에 넣고 소량의 물을 넣어 약간 데워주면 관 주둥이에 꽂아놓은 황상구리, 초산 benzidine(신조품) 시험지가 청색으로 변한다

(HCN).

• 관련생약 | · 고편도(Amygdali Semen amara): 진해거담작용
· 도인(Persicae Semen): 진해거담, 혈액응고억제, 항염증, 해독, 통변 작용
· 욱리인(Pruni Nakaii Semen):통변, 이뇨작용

도인 | Persicae Semem

• 기 원 | 복사나무(*Prunus persica* (L.) Batsch) 또는 산복사(*P. davidiana* Franch.)의 씨. 건조한 것은 정량할 때 amygdalin 0.5 % 이상 함유

• 소속과명 | 장미과(Rosaceae)

• 함유성분 | · Cyanogenic glycoside: amygdalin
· Flavonoid: multiflorin A,B, multinoside A

• 약 리 | (1) 진해 · 거담작용
(2) 기타
… 1% 알코올 추출물-혈액응고 억제(Lec & White법), 추출물은 항체생산 억제(rat), hemolytic plaque forming cell의 생산 억제(mouse)
… 항염증작용, 해독작용, 통변작용

• 임상응용 | 소염성 구어혈약(驅瘀血藥)으로 하복부의 복만(腹滿), 복부의 혈액정체, 월경불순, 타박상에 의한 동통, 산후 어혈의 정체에 의한 통증, 그 밖에 혈행불순에 의한 관절통에도 씀.

• 확인시험 | 가루 1.0g에 MeOH 10ml을 넣어 환류냉각기를 달고 수욕에서 10분간 가온한 후 식힌 다음 여과하여 검액으로 한다. 따로 amygdalin 표준품 2mg을 MeOH 1ml에 녹여 표준액으로 한다. 이들 액을 가지고 TLC법에 따라 시험한다. 검액 및 표준액 10μL씩을 TLC용 실리카겔(형광제 첨가)을 써서 만든 박층판에 점적한다. 다음에 EtOAc-MeOH-H_2O(7:3:1)을 전개용매로 하여 약 10cm 전개한 다음 박층판을 바람에 말린다. 여기에 분무용

H_2SO_4 시액을 고르게 뿌린 다음 105℃에서 10분간 가열할 때 검액에서 얻은 여러 개의 반점 중 1개의 반점은 표준액에서 얻은 갈색~암갈색의 반점과 색상 및 R_f값이 같다.

호미카 | Strychni Semen

• 기 원 | 마전자나무(*Strychnos nux-vomica* L.)의 씨. 건조한 것은 정량할 때 strychnine 1.05% 이상 함유

• 소속과명 | 마전자과 (Loganiaceae)

• 함유성분 | · Alkaloid: strychnine, isostrychnine, strychnine N-oxide, brucine, brucine N-oxide, isobrucine 등

· Iridoid: 4-deoxyloganin, loganin, ketologanin, secologanin, loganic acid 등

• 약 리 | (1) 중추신경흥분작용: strychnine은 척수의 반사흥분성 (reflex excitability) 항진. 중독시에 후궁반사(後弓反射, opisthotonus)

(2) 건위작용: 위장기능 항진으로 위액 분비 촉진(strychnine, brucine)

(3) 항염증작용, 진통작용

(4) 기타

… 가열하면 isostrychnine, isobrucine, strychnine N-oxide, brucine N-oxide의 함량이 증가

… 마전자를 법제하면 세포독성 감소

… 희석한 추출물은 실험동물의 알코올 섭취량 감소

… 수침제(1:2)는 각종 피부진균의 성장을 억제

• 임상응용 | 고미건위약, 위장(胃腸)아토니, 소화불량, 시력장애, 발기장애, 요실금증, 반신불수, 난청, 등에 이용하고, brucine은 물 중에 미량으로 존재하는 HNO_3검출 및 정량에 사용.

• 확인시험 | (1) 가루 3.0g에 NH4OH 시액 3ml 및 $CHCl_3$ 20ml를 넣고 때때로 흔들

어 섞으면서 30분간 냉침한 다음 여과한다. 여액을 수욕상에서 가온하여 $CHCl_3$의 대부분을 증류하여 제거한다. 여기에 희석시킨 H_2SO_4(1→10)5ml를 넣고 잘 흔들어 섞으면서 $CHCl_3$의 냄새가 나지 않을 때까지 수욕상에서 가온한 다음 식히고 탈지면을 써서 여과한다. 여액 1ml에 HNO_3 2ml를 넣을 때 액은 적색을 나타낸다(brucine).

(2) (1)의 남은 여액에 $K_2Cr_2O_7$ 시액 1ml를 넣고 1시간 방치할 때 황적색의 침전이 생긴다. 이 침전을 여취하고 물 1ml로 씻은 다음 그 침전물 일부를 작은 시험관에 넣고 물 1ml를 넣어 가온하여 녹이고 식힌 다음 H_2SO_4 5방울을 기벽을 따라 조심하면서 흘려 넣을 때 황산층은 자색이 되며 곧 적색-적갈색으로 변한다(strychnine).

4 과실류 생약(Fructus)

고추 | Capsici Fructus

- 기　　원 | 고추(*Capsicum annuum* L.) 또는 그 변종의 열매
- 소속과명 | 가지과 (Solanaceae)
- 함유성분 | · 신미성분2∼3%: capsaicinoid: capsaicin, dihydrocapsaicin, nor-dihydrocapsaicin
  · Carotenoid 약 1%: capsanthin, β-carotene, violaxanthin, capsorubin
- 약　　리 | (1) 소화기관에 대한 작용
  … 소화액 분비촉진
  … 틴크제 또는 capsaicin은 소화관 운동 항진
  (2) 발적작용, 말초혈관수축 · 확장작용
  (3) 항암작용
  (4) 기타

… 진통 · 진양(가려움증에 효과) · 수렴 항염증작용
… 코에 분무하면 부비동에 생긴 폴립의 크기가 줄어듦

- 임상응용 | 피부자극약(신경통, 근육통에 외용), 향신료, 신미성(辛味性) 건위구풍제
- 확인시험 | TLC법에 따라 표준품 capsaicin과 대조로 Et_2O–MeOH(19:1)로 전개하고 2, 6–dibromoquinonechlorimid 시액을 분무하여 NH_3 가스 중에서 방치하면 청색반점과 색상 및 R_f 값이 같다(R_f치 0.50).

구기자 | Lycii Fructus

- 기　　원 | 구기자나무(*Lycium chinense*) 또는 기타 동속식물의 열매
- 소속과명 | 가지과(Solanaceae)
- 내부구조 | 한 쪽이 뾰족한 방추상, 과피는 적색~어두운 적색. 바깥면은 쭈글쭈글 함.
- 함유성분 | betaine, cerebroside, carotenoid, phyrrole 유도체, amino acid, N–methylcalystegine B_2, linoleic acid 등
- 약　　리 | · 간세포보호작용: betaine
  · 혈압강하작용: betaine
  · 면역기능촉진 및 조절작용, 항노화작용, 여성호르몬유사작용 등
- 임상응용 | 시력의 저하, 어지러움증, 이명, 두중감, 고지혈증, 고혈압 등
- 확인시험 | 가루 1g에 묽은 EtOH 20ml를 넣고 수욕 중에서 15분간 환류추출하고 식힌 다음 여과하여 여액을 취하여 다음 시험을 함.
  (1) 여액 1ml에 2% ninhydrin 용액 3방울을 넣고 흔들어 섞어 5분간 끓이면 남자색.
  (2) 여액 1ml에 10% NaOH 용액 2방울을 넣고 흔들어 섞은 다음 0.5% $CuSO_4$ 용액을 넣으면 남자색.
- 관련생약 | 지골피, 구기엽

지골피 | Lycill Radicis Cortex

- 기　　원 | 구기자나무(*Lycium chinense*)의 뿌리껍질
- 소속과명 | 가지과(Solanaceae)
- 내부구조 | 관상 또는 반관상의 조각으로 거심.
- 함유성분 | betaine, kukoamine A, B, lyciumamide, sugiol, linoleic acide 등
- 약　　리 | · 해열작용: EtOH 추출물과 물추출물
  · 혈압강하작용: kukoamine A
  · 혈당강하작용
- 임상응용 | 해열, 강장약으로 결핵에 의한 조열, 골증열, 기침, 토혈, 번열소갈, 고혈압, 악성종기 등
- 확인시험 | (1) 가루 0.5g에 glacial HOAc 10ml를 넣고 수욕상에서 2분간 가온한 다음 여과한 여액 2ml에 H_2SO_4 1ml를 서서히 넣으면 접계면은 적갈색을 나타내고, 이것을 방치하면 상층은 녹색.
  (2) 가루 0.5g에 물 10ml를 넣고 수욕중에 5분간 가열한 다음 여과한 2ml에 ninhydrin 시액 1ml를 넣어 수욕중에서 2~3분간 가열하면 액은 자색.
- 관련생약 | 구기자, 구기엽

대회향 | Anisi Stellati Fructus

- 기　　원 | 대회향(*Illicium verum*)의 성숙과실
- 소속과명 | 붓순나무과(Illiciaceae)
- 내부구조 | 원주상의 쌍현과, 밀착된 2개의 분과에 각각 5개의 융기선
- 함유성분 | · 정유: anethole, limonene, pinene, phellandrene, cineole 등

· sesquiterpenoid: veranisatin A, B

• 약　　리 | ·항세균, 항진균작용

• 임상응용 | 방향성건위, 진통약, 복통, 한습각기 등

대추 | Ziziphi Fructus

• 기　　원 | 대추나무(*Ziziphus jujuba* var. *inermis*) 또는 기타 동속 근연식물의 열매

• 소속과명 | 갈매나무과(Rhamnaceae)

• 함유성분 | · Pentacyclic triterpenoid: oleanolic acid, betulinic acid 등

· Dammarane triterpenoid: zizypus saponin Ⅰ~Ⅲ 등

· 기타: oleamide 등

• 약　　리 | · 진정작용: 50% EtOH 추출물(스트레스성 위궤양 예방)

· 항알러지작용: - 물, EtOH 추출물(피부과민성 항체 생산억제)

- ethyl-α-D-fructofuranoside

· 뇌신경세포기능강화작용: oleamide

• 임상응용 | 강장, 보혈, 완하, 진정, 진통약

등피 | Aurantii Pericarpium

• 기　　원 | 광귤나무(*Citrus aurantium* subsp. *amara*)의 잘 익은 과실의 껍질

• 소속과명 | 산초과(Rutaceae)

• 함유성분 | · Flavonoid: hesperidin, neohesperidin, naringin, poncirin

· 정유: (+)-limonene 등

· Limonoid: limonin 등

· Alkaloid: synephrine

- 약 리 | · 건위작용: 70% EtOH 추출물

· 항알러지작용, 모세혈관강화작용, 거담작용, 혈중지질저하작용: hesperidin

· 진정작용, 중추억제 등: (+)-limonene

- 임상응용 | 방향성 고미건위약, 구풍제
- 관련생약 | 지각(Aurantii Fructus Immaturus)

마리아엉겅퀴 | Cardii Marianii Fructus

- 기 원 | 마리아엉겅퀴(*Silybum marianum*)의 열매
- 소속과명 | 국화과(Compositae)
- 함유성분 | ·Flavolignan: silybin(silibinin), isosilybin, silychristin, silydianin 등

※ silymarin: silybin, isosilybin, silychristin, silydianin으로 구성된 혼합물

- 약 리 | · 간세포보호작용: silymarin

· 항산화작용, 항염증작용: flavolignan

· 항암작용: silybin, silymarin

· 면역증강작용, 콜레스테롤 저하작용 등

- 임상응용 | 습관성 알코올 중독, 간질환, 황달 등
- 확인시험 | 2,4-dinitrophenylhydrazine으로 발색(flavolignan의 정색반응)
- 관련생약 | 솜엉겅퀴 (Cynarae Folium): 마리아엉겅퀴의 대용생약, 담관질환의 보조제, 이뇨제 등

복분자 | Rubi Fructus

- 기　　원 | 복분자 딸기(*Rubus coreanus*)의 채 익지 않은 열매
- 소속과명 | 장미과(Rosaceae)
- 성　　상 | 작은 단과가 여러 개 모여 덩어리를 이룬 것으로 황록색 또는 엷은 갈색을 띠고 있다.
- 함유성분 | · triterpenoid saponin: nigaichigoside F 등
  · 유기산: malic acid, citric acid, tataric acid 등
  · fupenzic acid(중국산, *R. chingii*)
- 약　　리 | · 강장작용
  · 수렴작용
  · 항이뇨작용
- 임상응용 | 청량, 지갈, 수렴 및 강장효과
- 확인시험 | 가루를 EtOH로 추출하고 2분간 가열하여 여과한 여액에 Mg-HCl 2~3방울 가했을 때 홍적색을 나타냄
- 동속생약 | 중국복분자(*Rubus chingii*)

사인 | Amomi Fructus

- 기　　원 | 양춘사(*Amomum villosum*), 녹각사(*Amomum villosum* var. *xanthioides*)의 과실
- 소속과명 | 생강과(Zingiberaceae)
- 성　　상 | 타원형 또는 난원형으로 세 개의 모서리가 있고 씨는 덩어리로 백색의 격막으로 되어 3개의 실로 나뉨

- 함유성분 | · 정유성분: borneol, borneol acetate, linalool, camphor 등
- 약　　리 | · 건위작용
  · 항히스타민작용
- 임상응용 | 구풍제, 방향성건위제, 정장약
- 동속생약 | 일본에서는 베트남 산인 *A. xanthioides*를 사용한다.

산사 | Crataegi Fructus

- 기　　원 | 산사나무(*Crataegus pinnatifida var. typica*) 또는 동속근연의 열매
- 소속과명 | 장미과(Rosaceae)
- 성　　상 | 구형으로 바깥면은 황갈색을 띤 적갈색으로 많은 주름이 있다. 횡단면은 5실로 되어 있고 각실에 1개씩의 씨가 들어 있다.
- 함유성분 | · flavonoid: quercetin glycoside, kaempferol glycoside, pinnatifinoside A-D, vitexin등
  · terpenoid: crataegolic acid, ursolic acid, corosolic acid 등
- 약　　리 | · 소화액분비 촉진작용: crataegolic acid
  · 항세균작용
  · 순환기에 대한작용: flavonoid
  혈관확장, 관상동맥기능부전등에 효과
- 임상응용 | 청량, 지갈, 수렴 및 강장효과
- 확인시험 | 가루를 Et_2O를 넣고 2분간 흔들어 여과 한 여액을 건조시켜 얻은 잔류물에 빙초산 1ml에 녹이고 황산을 1~2 방울 가하면 자홍색이 된다.

산초 | Zanthoxyli Fructus

- 기　　원 | 초피나무(*Zanthoxylum piperitum*)또는 기타 동속식물의 과피로 씨를 될 수 있는 대로 제거한 것
- 소속과명 | 산초과 (Rutaceae)
- 내부구조 | 과피 내부에는 유실이 있고 군데군데 나선문도관을 주로하는 유관속이 산재, 안쪽은 석세포층
- 함유성분 | acid amide 신미성분: α-, β-, γ-sanshool, hydroxy-α-sanshool, hydroxy-γ-sanshool
- 약　　리 | · 건위작용: α-, γ-sanshool,
  · 향균작용, 살충작용, 해독작용: sanshool류, sanshoamide류
  · 국소지각마비작용: sanshool류, sanshoamide류
- 임상응용 | 신미성, 방향성 건위약, 장내기생충구제약, 해독약

소두구 | Cardamomi Fructus

- 기　　원 | 소두구(*Elettaria cardamomum* Matos)의 잘 익은 과실로, 쓸 때에는 씨만 사용
- 소속과명 | 생강과(Zingiberaceae)
- 내부구조 | 얇은 막에 의해 3칸으로 나누어지고 각 방에는 가종피에 의해 세로로 접합하는 3～7개의 씨가 들어 있음.
- 함유성분 | 정유 2~8%: (+)-α-terpynyl acetate, (+)-α-terpineol, 1,8-cineol, limonene 등
- 약　　리 | · 담즙분비 촉진작용: terpinyl acetate, terpineol
  · 식욕증진작용, 항균작용, 복통완화작용

· 히스타민 생성 저해

- 임상응용 | 향신료, 건위구풍제, 아토니성 소화불량

백두구 | Amomi Cardamomi Fructus

- 기 원 | 백두구(*Amomum cardamomum*)의 열매
- 소속과명 | 생강과(Zingiberaceae)
- 성 상 | 거의 원구형, 종자는 강열한 향기가 있고 맛은 대단히 매움
- 함유성분 | ·정유: (+)-borneol, (+)-camphor, β-bisabolenne
- 약 리 | · 건위작용
  · 진토작용
  · 항세균작용
- 임상응용 | 방향성건위, 구풍약

초과 | Amomi Tsao-ko Fructus

- 기 원 | 초과(*Amomum tsao-ko cardamomum*)의 열매
- 소속과명 | 생강과(Zingiberaceae)
- 성 상 | 긴 구형, 특이한 방향이 있고 맛은 맵고 조금 씀
- 함유성분 | ·monoterpenoid: isotsaokoin, tsaokoin
- 약 리 | 건위작용
- 임상응용 | 방향성건위약

초두구 | Alpiniae Katsumadaii Semen

- 기　　원 | 초두구(*Alpinia katsumadai*)의 과피를 제거한 씨
- 소속과명 | 생강과(Zingiberaceae)
- 성　　상 | 씨가 모여서 된 원구형, 특이한 방향이 있고 맛은 맵고 조금 씀
- 함유성분 | · diarylheptanoid: katsumadain A, B
- 약　　리 | · 건위작용
  · 진토작용: katsumadain A, B
- 임상응용 | 방향성건위, 구풍약

연교 | Forsythiae Fructus

- 기　　원 | 의성개나리(*Forsythia viridissima*), 개나리(*F. koreana*) 또는 중국개나리(*F. suspensa*)의 열매
- 소속과명 | 물푸레나무과(Oleaceae)
- 함유성분 | · Lignan: arctiin, arctigenin, matairesinol 등
  · Caffeic acid glycoside: forsythiaside, suspensoside, acteoside 등
- 약　　리 | · 항세균작용: 페놀성 화합물, forsythiaside, suspensoside
  · 항바이러스 작용, 강심, 이뇨작용, 진토작용 등
- 임상응용 | 소염, 이뇨, 배농, 해독약, 염증성질환 및 피부병에 사용
- 확인시험 | Liebermann-Burchard반응에 양성, Mg-HCl반응에 양성

오매 | Mume Fructus

- 기　　원 | 매실나무(*Prunus mume*)의 덜 익은 열매로서 훈증한 것
- 소속과명 | 장미과(Rosaceae)
- 함유성분 | · 휘발성분: *n*-hexanal, linalool 등
  · Flavonoid: rhamnocitrin-3-*O*-rhamnoside 등
  · Organic acid: citrc acid, succinic acid 등
- 약　　리 | · 항세균, 항진균작용
  · 혈류개선작용, 항과민성작용, 돌연변이 억제작용 등
- 임상응용 | 청량성 수렴약으로 지사, 해열, 진해, 거담, 구토억제

오미자 | Schisandrae Fructus

- 기　　원 | 오미자(*Schisandra chinensis*)의 열매
- 소속과명 | 오미자과(Schisandraceae)
- 함유성분 | Lignan: schisandrin A-C, gomisin A-H, pregomisin 등
- 약　　리 | · 간세포보호작용: gomisin A, schisandrin A-C
  · 진해, 거담작용, 중추신경 흥분작용, 혈압강하 작용 등
- 임상응용 | 진해, 수렴, 지사, 자양강장약

오수유 | Evodiae Fructus

- 기　　원 | 오수유나무(*Evodia officinalis, E. rutaecarpa*)의 열매
- 소속과명 | 산초과(Rutaceae)
- 내부구조 | 편구형: 구형, 특이한 냄새
- 함유성분 | · Indole alkaloid: evodiamine, dehydroevodiamine, rutaecarpine등
  · Quinolone alkaloid: evocarpine 등
- 약　　리 | · 진경, 진통작용: evodiamine
  · 건위, 진토, 지사: evodiamine
  · 자궁수축작용: rutaecarpine, dehydroevodiamine
  · 항세균, 살충, 항비만 등
- 임상응용 | 건위, 이뇨, 진통약에 응용, 살충약, 욕탕료로도 사용
- 확인시험 | Dragendorff 반응
- 관련생약 | 임부에게는 주의해서 사용

용안육 | Longanae Arillus

- 기　　원 | 용안나무(*Dimocarpus longan*)의 가종피
- 소속과명 | 무환자나무과(Sapindaceae)
- 내부구조 | 적갈색: 흑갈색의 반투명
- 함유성분 | · Amino acid
  · glucose, 지방, 단백질
- 약　　리 | · 진정작용: adenosine
  · 건위, 자양강장 등

- 임상응용 | 자양강장, 진정
- 확인시험 | Fehling 시약: 적색의 침전 반응
- 관련생약 | 여지핵 (Litchi Semen): 진통, 수렴, 소염약

익지 | Alpiniae Fructus

- 기　　원 | 익지(*Alpinia oxyphylla*)의 열매
- 소속과명 | 생강과(Zingiberaceae)
- 내부구조 | 양끝이 뾰족한 구형 - 타원형, 특이한 냄새
- 함유성분 | · 정유: nootkatone, epinootkatol, β-pinene, β-cymene 등
  · Diarylheptanoid 신미성분: yakuchinone A, B 등
  · Flavonoid: tectochrysin, chrysin 등
- 약　　리 | · 건위작용: nootkatone
  · 항염증, 항종양: yakuchinone A, B
  · 살충, 미백 등
- 임상응용 | 방향성 고미건위약, 정장약

지구자 | Hoveniae Semen cum Fructus

- 기　　원 | 헛개나무(*Hovenia dulcis* Thunb.)의 과병을 가진 열매 또는 씨
- 소속과명 | 갈매나무과 Rhamnaceae
- 내부구조 | 작한 원형으로 등쪽면은 조금 볼록하고 배쪽면은 비교적 납작
- 함유성분 | · Triterpene saponin: hovenoside I, hovacerboside A1, hovenidulcioside A_1,

A$_2$, hovenidulcioside B$_1$, B$_2$, hoduloside Ⅲ

· Flavonoid: rutin, dihydrokaempferol, quercetin, (+)-3,3',5,5'7-pentahydroflavanone, apigenin, kaempferol, (+)-ampelopsin, hovenitin I~III, laricetrin, hovenodulinol, (+)-dihydromyricetin 등

· Alkaloid: perlolyrine

• 약　　리 | · 간세포보호작용: hovenitin I, (+)-ampelopsin

· 이뇨작용, 항히스타민 작용

• 임상응용 | 이뇨 해독약, 번갈, 오심, 소변불리, 소아황달, 주독을 푸는데 사용

지실 | Ponciri Fructus

• 기　　원 | 탱자나무(*Poncirus trifoliata* Rafinesqul)의 익지 않은 열매를 그대로 또는 반(半)으로 자른 것

중국: 산등(酸橙) *Citrus aurantium* L., 첨등(甛橙) *C. sinensis* Osbeck의 열매

일본: *C. aurantium L. var. daidai Makino*, *C. natsudaidai Hayata* 및 이의 근연식물의 열매

건조한 것을 정량할 때 poncirin 2.0% 이상을 함유

• 소속과명 | 산초과 Rutaceae

• 내부구조 | 표피쪽은 황갈색이고안쪽은엷은회갈색을띠고있다 중심부는 방사상으로 8~16개의 작은 방으로 되어 있고, 각 방은 말라서 황갈색을 띠며 오목하게 들어가고 간혹 덜익은 씨 함유

• 함유성분 | · 과실의 정유: (+)-limonene(주성분), *p*-cymen, *α*-cymen, *α*-pinen, *β*-pinen, *β*-myrcene, carriophyllene, camphene, g-terpinene, linalool, citral 등

· Flavonoid: hesperidin, neohesperidin, poncirin, rhoifolin, naringin

· Coumarin: umbelliferone, citroptene, citroptene, imperatorin, isoimperatorin, poncimarin, isoponcimarin, ponicitrin, auraptene 등

- 약 리 | · 건위작용: 정유성분, flavonoid류
  · 항알러지 작용, 거담작용, 혈중콜레스테롤 저하작용
- 확인시험 | Mg-HCl 반응, flavonoid
- 임상응용 | 방향성 고미건위약(복부창만, 위장무력성소화불량, 위내가스제거)
- 관련생약 | 지각(Aurantii Fructus)

진피 | Auranti Nobilis Pericarpium

- 기 원 | 귤나무 (*Citrus unshiu*) 또는 기타 동속 근연식물의 성숙한 과피
- 소속과명 | 산초과(Rutaceae)
- 성 상 | 특이한 냄새가 있고 맛은 쓰면서 약간 자극성이 있다. 잘 마르고 바깥면이 황적색이며 방향이 강하고 오래 묵은 것이 좋다.
- 성 분 | · Flavonoid: hesperidin, rutin, naringin, neohesperidin, nobiletin
  · Limonoid: nomilinic acid 17-O-β-D-glucopyranoside, obacunone 17-O-β-D-glucopyranoside
  · Alkaloid: synephrine
  · 정유: (+)-limonene, linalool, linarylacetate, terpineol
- 약 리 | · 건위. 구풍작용: 정유, flavonoid
  · 항알러지: flavonoid
  · 기타: 모세혈관강화작용 - hesperidin
  항염증, 항종양작용 - nobiletin
  혈중지질저하작용 - hesperidin
- 임상응용 | 소화불량증, 가래가 많은 기침.
- 확인시험 | 이약의 가루에 MeOH를 넣어 가온한 후 여과하고 여액에 Mg-HCl을 넣고 방치할 때 액은 적자색을 나타낸다.

청피 | Citri Unshiu Pericarpium

- 기　　원 | 귤나무(*Citrus unshiu*) 또는 기타 동속 근연식물의 덜 익은 과피
- 소속과명 | 산초과(Rutaceae)
- 성　　상 | 구형에 가깝고 두터우며 바깥면은 회색~청록색을 띠고, 횡단면은 황백색~엷은 황갈색이고 1~2줄의 분비유 세포가 배열한다. 특이한 방향성의 청량감이 있고 맛은 쓰며 조금 맵다.
- 성　　분 | · Flavonoid: hesperidin, naringin
  · 정유: (+)- limonene
- 약　　리 | 건위, 발한작용
- 임상응용 | 흉협위동통(胸脇胃疼痛), 식체, 유방동통, 어혈증

질려자 | Tribuli Fructus

- 기　　원 | 남가새(*Tribulus terrestris*)의 과실
- 소속과명 | 남가새과(Zygophyllaceae)
- 성　　상 | 오각형이고 각 조각은 도끼모양이며 양쪽 끝은 가시가 있다. 알맹이가 고르고 충실하며 굳고 회백색인 것이 좋다.
- 성　　분 | · Flavonoid: kaempferol, tribuloside
  · Steroidal sponin: terrestrinin A~B, tribulosaponin A~B
  · Lignanamide: tribulusamide A~B
  · Alkaloid: harman, harmine, tribulusterine
- 약　　리 | · 혈압강하작용: 수침액, EtOH성 물침출액
  · 이뇨작용: 물추출물

· 성기능강화작용: 추출물 (protodioscin)
· 기타: 구충작용 – tribulosin
COX-2 활성 저해 – MeOH 추출물
세포독성 – steroidal saponin
백반증개선작용 – 물추출물
간세포보호작용 – tribulusamide A, B
진정작용, 항과민성 작용

- 임상응용 | 두통, 안과질환, 유즙불통, 월경부조, 임파선종
- 확인시험 | 이약의 가루에 MeOH를 넣어 가온한 후 여과하고 여액에 Mg-HCl을 넣고 방치할 때 액은 적자색을 나타낸다.

창이자 | Xanthii Fructus

- 기　원 | 도꼬마리(*Xanthium strumarium*)의 잘 익은 열매
- 소속과명 | 국화과(Compositae)
- 함유성분 | · sesquiterpene: tomentosin
- 약　리 | · 항염증작용
  · 항미생물작용: tomentosin
- 임상응용 | 해열, 발한 및 비염, 축농증 치료
- 확인시험 | 온침한 여액에 염화제이철시액 1 방울을 넣을 때 회록색을 나타낸다.

치자 | Gardeniae Fructus

- 기 원 | 치자나무(*Gardenia jasminoides*)의 잘 익은 열매로서 그대로 또는 끓는 물에 데치거나 찐 것
- 소속과명 | 꼭두서니과(Rubiaceae)
- 내부구조 | 2 실로 나뉘고 황적색~어두운 적색의 태좌에 씨의 덩어리가 달려있다.
- 함유성분 | · 황색색소: crocin, crocetin 등.
  · iridoid: genipin, geniposide 등
- 약 리 | ·담즙분비 촉진작용: crocetin, crocin 및 genipin
- 임상응용 | 황달 및 담도염의 치료(담즙분비 촉진)
- 확인시험 | 60~70 ℃에서 30분간 가온한 다음 식히고 여과한 여액의 색은 황색이다.

홉 | Humuli Strobilus

- 기 원 | 홉(*Humulus lupulus* Linné)의 성숙한 구과(毬果)
- 소속과명 | 뽕나무과 (Moraceae)
- 내부구조 | 포엽의 기부에는 등색~등황색의 특이한 홉 선체(腺體)가 붙어 있고 이 선체는 현미경으로 볼 때 다세포성의 컵 또는 공 모양을 이루고 등황색의 분비물을 가진다.
- 함유성분 | · 고미질: humulone, lupulone
- 약 리 | · 건위작용: 고미질
  · 항균작용: lupulone 또는 humulone
  · 불순단백질을 침전시켜 맥주의 색과 향미를 더해준다.
- 임상응용 | 건위약, 맥주의 향미료(방부제)

후추 | Piperis Nigri Fructus

- 기　　원 | 후추(*Piper nigrum* L.)의 채 익기 전의 열매
- 소속과명 | 후추과(Piperaceae)
- 함유성분 | · Alkaloid: piperine, piperyline, chavicine 등
  · Lignan: (−)-cubebin
  · 정유: α-phellandrene, α-, β-pinene, linalool 등
- 약　　리 | · 건위작용: piperine
  · 항암작용: piperine
  · 살충, 항세균작용: piperine, retrofractamide A
  · 항산화작용: phenolic amide류
- 임상응용 | 방향성 신미건위약, 구풍약
- 확인시험 | 이 약의 가루 0.5g을 달아 에탄올 5mL를 넣어 30분간 초음파추출한 다음 여과한 여액을 검액으로 한다. 따로 피페린표준품 1mg을 달아 에탄올 1mL에 녹여 표준액으로 한다(차광보관). 이들 액을 가지고 박층크로마토그래프법에 따라 시험한다. 검액 및 표준액 10 μL씩을 박층크로마토그래프용실리카겔을 써서 만든 박층판에 점적한다. 다음에 시클로헥산 아세트산에틸혼합액(6:4)을 전개용매로 하여 약 10cm 전개한 다음 박층판을 바람에 말린다. 여기에 요오드화비스무트칼륨시액을 고르게 뿌릴 때 검액에서 얻은 여러 개의 반점 중 1개의 반점은 표준액에서 얻은 반점과 색상 및 *Rf* 값이 같다.

회향 | Foeniculi Fructus

- **기 원** | 회향(*Foeniculum vulgare* Mill.)의 열매
- **소속과명** | 미나리과(Umbelliferae)
- **내부구조** | 변연의 좌우능선은 다른 것보다 매우 융기, 각 능선 사이에 1개의 큰 유실이 있고 분과가 과병에 붙은 면에는 2개의 유실이 있음.
- **함유성분** | · phenylpropanoid: anethole, estragole, chavicol, dillapiol 등
  · monoterpenoid: (±)-limonene, (+)-fenchone, camphene 등
  · coumarin: scopoletin, bergapten, imperatorin 등
  · anisaldehyde는 신선한 생약 중에는 거의 함유되어 있지 않으나, 해가 지남에 따라 그 함량이 증가한다. 이는 anethole이 anisaldehyde로 변화하기 때문인 것으로 보고 있다.
- **약 리** | · 건위·진경작용
  · 항균작용, 살충작용: (+)-fenchone
  · 에스트로젠 유사작용: dianethole, photoanethole
  · 항산화작용, 간세포보호작용, 혈압강하작용
- **임상응용** | 방향성 건위, 정장, 구풍, 거담, 진통
- **확인시험** | 이 약의 가루 및 회향대조생약 0.5g을 달아 각각 헥산 10mL를 넣고 흔들어 섞은 다음 5분간 방치하고 여과하여 검액 및 회향대조생약표준액으로 한다. 이 액을 가지고 박층크로마토그래프법에 따라 시험한다. 검액 및 회향대조생약표준액 5□L를 박층크로마토그래프용실리카겔(형광제 첨가)을 써서 만든 판에 점적한다. 다음에 헥산·에틸아세테이트혼합액(20:1)을 전개용매로 하여 약 10cm 전개한 다음 박층판을 바람에 말린다. 여기에 자외선(주파장 254nm)을 쪼일 때 검액에서 얻은 여러 개의 반점은 회향대조생약표준액에서 얻은 반점과 색상 및 *Rf* 값이 같다.
- **관련생약** | · 대회향(Anisi Stellari Fructus): 항세균·항진균작용 등
  · 시라자(Anethi Fructus): 소회향(*Anethum graveolens* L.)의 열매

· 방향성 건위약, 구풍제 등

5 전초류 생약(Herba)

광곽향 | Pogostemonis Herba

- 기　　원 | 광곽향(*Pogostemon cablin* Benth.)의 전초 또는 잎을 건조한 것
- 소속과명 | 꿀풀과(Labiatae)
- 내부구조 | 자른 면의 가운데에 수(髓)가 있다.
- 함유성분 | · Sesquiterpenoid: patchouli alcohol, 1,12-patchoulanediol, α-, β-, δ-patchoulene, pogostol, cycloceychellene 등
  · Flavonoid: retusin, pachypodol, 4'-di-*O*-methyleriodictyol, licochalcone A, 3,7,4'-tri-*O*-methylkaempferol 등
  · Sterol: stigmast-4-en-3-one 등
- 약　　리 | · 건위작용
  · 구토 억제 작용: patchouli alcohol, pogostol
  · 진정작용, 해열작용
  · 항암작용: 3,7,4'-tri-*O*-methylkaempferol, licochalcone A
- 임상응용 | 소화불량, 여름철 식체, 여름철 감기, 두통
- 확인시험 | 이 약의 가루 2g을 달아 물 20 mL를 넣고 잘 흔들어 섞은 다음 가열증류한다. 증류액 2 mL를 취하여 2,4-디니트로페닐히드라진시액 0.5 mL를 넣어 잘 흔들어 섞을 때 액은 등색으로 되면서 혼탁해진다.

당약 | Swertiae Herba

- 기　　원 | 쓴풀(*Swertia japonica*) 및 동속식물의 개화기 전초
- 소속과명 | 용담과(Gentianaceae)
- 함유성분 | · secoiridoid glycoside(고미성분): swertiamarin, sweroside, gentiopicroside, amarogentin biphenoside, amaroswerin 등
  · xanthone glycoside: swertianin, bellidifolin, swertanolin 등
  · flavonoid: swertisin, swertiajaponin, homoorientin, isovitexin 등
- 약　　리 | · 소화기관 기능항진: 전제, swertiamarin
  · 간세포보호작용: tetrahydroswertianolin, amarogentin, bellidifolin
  · 혈당강하작용: 70% EtOH 추출물, bellidifolin
  · 탈모증 치료효과: 알코올추출물
- 임상응용 | 고미건위약으로 소화불량, 식욕부진
- 확인시험 | EtOH 추출물을 실리카겔 박층판에 점적 후 EtOAc-*n*-BuOH-H_2O(6-4-3)로 전개하고, 자외선 조사하면 적색반점 (swertiamarin)

대마 | Cannabis Herba

- 기　　원 | 대마(*Cannabis sativa*)의 미숙 과수 및 잎
- 소속과명 | 뽕나무과(Moraceae)
- 함유성분 | · 산성 cannabinoid: tetrahydrocannabinolic acid (THC), cannabidiolic acid (CBDA), cannabichromenic acid (CBCA) 등
  · 중성 cannabinoid: Δ^9-tetrahydrocannabinol (THC), cannabidiol(CBD), cannabichromene (CBC), cannabinol (CBN)

- 약 리 | · 불안, 초조감 완화: THC
  · 사하작용: THC
  · 녹내장, 천식, 경련, 통증에 효과: THC
- 임상응용 | 환각제, 진정, 진통, 최면약, 변비치료

로베리아초 | Lobeliae Herba

- 기 원 | 로벨리아(*Lobelia inflata*)의 전초
- 소속과명 | 도라지과(Campanulaceae)
- 함유성분 | · alkaloid: lobeline, lobelidine, lobelanine, lobelanidine 등
- 약 리 | · 호흡흥분 및 진정작용: lobeline
  · 기관지확장작용: lobeline
  · 향정신성 약물남용 치료: lobeline
- 임상응용 | 호흡흥분약, 금연보조제

마황 | Ephedrae Herba

- 기 원 | 마황(*Ephedra sinica*)의 초질경
- 소속과명 | 마황과(Ephedraceae)
- 함유성분 | · Alkaloid: ephedrine, pseudoephedrine, norephedrine, methylephedrine 등
  · 지하부-ephedradine: 혈압강하, 지한
- 약 리 | ·발한 해열, 기관지평활근이완(진해) 작용, 혈압상승
  <Ephedrine 작용>

· 중추에 대항 작용: adrenaline 유사작용

· 심장혈관 수축력 강화

· 기관지 평활금 이완

<Pseudoephedrine 작용>

· ephedrine보다 강한 이뇨작용

· 비점막 혈관 구축-콧물감기에 사용

• 임상응용 | 발한 진해 거담

• 확인시험 | (1) 가루를 가열시 적색증기, 관의 벽에 응축하여 적갈색 기름방울 형성

(2) 가루(절편)에 EtOH를 섞을 때 족색, 여기에 NaOH 가하면 청자색으로, 다시 염산 가하면 적색으로 변화

• 처 방 | 마황탕, 소청룡탕

• 주의 및 부작용 | 다량 사용 시 중추흥분: 불면 , 불안, 중증 기질성 심장병 환자기 digitalis와 사용시 부정맥 우려

박하 | Menthe Herba

• 기 원 | 박하(*Mentha arvensis* var. *piperascens*)의 지상부

• 소속과명 | 꿀풀과(Labiatae)

• 성 상 | 줄기 방주형(네모남) 특이한 냄새, 입에 넣으면 시원한 느낌

• 함유성분 | · 정유: (−)-menthol, (c)-menthone

· Phenol성 화합물: lithospermic acid A. B

• 약 리 | · 건위 구풍: menthol

· 진통

· 지양, 항알러지

· 중추억제, 국소마취

• 임상응용 | 방향성 건위 구풍

• 약전수재 | 박하수, 박하유

빈카 | Vincae Folium

• 기　　원 | 일일초(*Catharanthus roseus*=*Vinca rosea*)의 전초
• 소속과명 | 협죽도과(Apocynaceae)
• 함유성분 | · Alkaloid: vinblastine, vincristine
• 약　　리 | · 항암: binary indole alkaloid 인 vinblastine, vincristine
유사분열억제-tubulin과 결합
· vinblastin: 백혈구 수치 억제
• 임상응용 | · vincristine sulfate, vinblastine sulfate등, Hodgkin's disease, 백혈병 치료에 사용
· 반합성 함암제 vindesine, vinorelbine의 제조 원료

삼백초 | Saururi Herba

• 기　　원 | 삼백초(*Saururus chinensis*)의 지상부를 건조한 것
• 과　　명 | 삼백초과(Saururaceae)
• 함유성분 | · Lignan: sauchinone, sauchinone A 등
· Flavonoid: hyperoside, rutin, quercitrin
· Alkaloid: aristolactam AII, bII 등
• 약　　리 | · 항염증작용: sauchinone
· 뇌세포 보호작용: aristolactam bII

· 간세포보호작용: sauchinone, sauchinone A

• 임상응용 | 해독약으로 부종, 각기, 황달, 대하 치료에 사용한다.

상기생 | Loranthi Ramulus

• 기　　원 | 겨우살이(*Viscum album var. coloratum*)의 잎, 줄기, 가지

• 과　　명 | 꼬리겨우살이과(Loranthaceae)

• 함유성분 | Flavonoid: avicularin, quercitrin 등

• 약　　리 | 이뇨작용과 혈압강하작용: avicularin

• 임상응용 | 류머티스, 신경통, 산후의 유즙부족, 월경곤란 등

음양곽 | Epimedii Herba

• 기　　원 | 삼지구엽초(*Epimedii koreanum*)의 또는 기타 동속 식물의 지상부

• 과　　명 | 매자나무과(Berberidaceae)

• 함유성분 | Flavonoid glycoside: icariin, icariside, epimedin A–C, epimedoside A–E 등

• 약　　리 | · 혈압강하작용

· 성기능 흥분작용: epimidine

· 간세포 보호작용, 항종양작용: icariin

• 임상응용 | 강정, 강심, 이뇨, 신경성 강장제

익모초 | Leonuri Herba

- 기　원 | 익모초(*leonurus japonicus*)의 꽃이 피었을 때의 지상부
- 소속과명 | 꿀풀과(Labiatae)
- 함유성분 | · protoalkaloid: leonurine 등
  · flavonoid: rutin 등
- 약　리 | · 자궁수축: leonurine
  · 이뇨: leonurine
  · 혈관이완: leonurine
- 임상응용 | 조경(월경부조, 통경) 이뇨약
- 확인시험 | Dragendorff 시약: 황적색

인진호 | Artemisiae Capillaris Herba

- 기　원 | 사철쑥 (Artemisia carpillaris)의 지상부
- 소속과명 | 국화과 (Compositae)
- 함유성분 | · polyacetylene: capillin 등
  · coumarine: esculetin, esculetin 6,7-dimethyl ether 등
  · chromone: capillarisin
- 약　리 | · 간세포보호: capillarisin
  · 이담작용: esculetin 6,7-dimethy ether, capillarisin
- 임상응용 | 소염성 이뇨, 이담약 (황달, 간염, 담낭염)
- 관련생약 | 고애, 웅담, 울금, 치자, 한인진

자소엽 | Perillae Herba

- 기　　원 | 소엽(*perilla frutescens*) 또는 동속식물의 잎 및 끝가지
- 소속과명 | 꿀풀과(Labiatae)
- 함유성분 | · 정유: perillaldehyde, limonene 등
- 약　　리 | · 발한해열
  · 위장운동촉진: perillaketone
  · 항미생물: 정유성분
  · 항염증: rosmarinic acid, luteolin
- 임상응용 | 발한, 이뇨, 해열, 진해, 건위
- 관련생약 | 박하, 광곽향, 향유, 사향초

즙채 | Houttuyniae Herba

- 기　　원 | 약모밀(*Houttuynia cordata* Thunb.)의 꽃필때의 지상부
- 소속과명 | 삼백초과(Saururaceae)
- 함유성분 | · Flavonoid: quercetin, quercitrin, isoquercetin, afzerin, rutin 등
  · Alkaloid: aristolactam A, AII, B, BII, piperolactam A, norcepharadione B, cepharadione B, splendidine 등
- 약　　리 | · 항세균, 항진균작용: decanoylacetaldehyde
  · 항바이러스 작용
  · 항산화작용, 항염증작용
  · 이뇨작용
  · 면역보조제, 항암작용, 혈관확장작용

- 임상응용 | 해열, 해독, 소염약
- 확인시험 | 가루 1.0g에 MeOH 10ml를 넣고 수욕중에서 3분간 가열하고 여과한다. 여액 2ml에 Mg-HCl 시액 3방울을 넣고 수욕중에서 가열하면 홍적색을 나타낸다.

현초 | Geranii Herba

- 기 원 | 이질풀(*Geranium thunbergii* Siebold et Zucc.)또는 기타 동속근연식물의 꽃이 필 때의 지상부
- 소속과명 | 쥐손이풀과(Geraniaceae)
- 함유성분 | · Tannin: geraniin, elaeocarpusin, corilagin, brevifolin, ellagic acid, ellagitannin, gallic acid, pyrogallol 등
  · Flavonoid: quercetin, kaempferol-7-rhamnoside, kaempferitrin 등
- 약 리 | · 정장작용
  · 살균작용
  · 암예방, 항산화
- 임상응용 | 건위, 정장약
- 확인시험 | 0.1g에 물 10ml를 넣고 끓여서 여과한 여액에 $FeCl_3$ 시액 1방울을 넣으면 액은 흑청색을 나타낸다.
- 관련생약 | 용아초(Agrimoniae Herba): 지혈작용, 항종양작용, 구충작용, 항세균작용 등

용아초 | Agrimoniae Herba

- 기 원 | 짚신나물(*Agrimonia pilosa* Ledeb.) 및 동속식물의 전초
- 소속과명 | 장미과(Rosaceae)
- 함유성분 | · Isocoumarin: agrimonolide
  · Flavonoid: (*2S,3S*)-(−)-taxifolin-3-*O*-β-D-glucopyranoside, luteolin 7-*O*-β-D-glucoside, apigenin 7-*O*-β-D-glucoside 등
  · Catechin: pilosanol A-C 등
  · Tannin: agrimoniin, agrimonic acid A, ellagic acid-4-*O*-β-D-xylopyranoside, ellagic acid 등
  · Phenolic compound: agrimophol 등
- 약 리 | · 지혈작용: agrimoniin
  · 항종양작용: agrimoniin
  · 구충작용, 중추성 마비효과, 항세균작용, 항산화작용, 출혈시간 증가, 급성폐혈전색전증에 유효, 혈소판의 응집 억제
- 임상응용 | 지혈, 지사, 소염, 강장약

히페리시초 | Hyperici Herba

- 기 원 | *Hypericum perforatum* L.의 전초
- 소속과명 | 물레나물과(Hypericaceae)
- 함유성분 | · 색소 성분: hypericin, proto-hypericin, φ-hypericin, *iso*-hypericin 등
  · Flavonoid: hyperin, rutin, hyperoside 등
- 약 리 | · 상처치유, 방부작용: hyperforin

· 항우울작용
· 광감작작용: hypericin
· 항암작용, 항바이러스작용

- 임상응용 | 피부연화작용, 피부소양증의 완화, 국소화상, 치통, 인후염, 항우울제

6 엽류 생약(Folium)

다엽 | Theae Folium

- 기　　원 | 차나무(*Thea sinensis* L.)(=*Camellia sinensis*) 또는 그 재배변종의 잎
- 소속과명 | 차나무과(Theaceae)
- 내부구조 | 잎의 윗면에는 책상조직이, 엽육에는 수산칼슘 집정이 흩어져 있음
- 함유성분 | · phenolic compound: (+)-catechin, (−)-epicatechin, (−)-epicatechin gallate, (−)-epigallocatechin gallate, (−)-epigallocatechin, theaflavin 등
· purine alkaloid: caffeine, xanthine, theophylline
- 약　　리 | · 항염증, 항산화, 항돌연변이작용
· 신경흥분, 강심, 이뇨작용: caffeine
· 지사작용: tannin류
· 항암작용: polyphenol류, catechin
· 약물효능상승작용: polyphenol
· 항고혈압작용, 항미생물작용 등
- 임상응용 | caffeine의 제조원료, 기호성 음료, 소화불량, 학질, 이질, 출혈성 질환, 방사선병, 고혈압

디기탈리스엽 | Digitalis Folium

- **기　　원** | 디기탈리스(*Digitalis purpurea* L.)의 잎을 60℃ 이하에서 말리고 잎자루 및 주맥을 제거하여 세절한 것
- **소속과명** | 현삼과(Scrophulariaceae)
- **내부구조** | 끝이 뾰족한 다세포모와 선모가 잎의 양면에 있음
- **함유성분** | · cardiac glycoside: digitoxin, gitoxin, gitaloxin
  · pregnane glycoside: purpnin, purpronin, diginin
  · saponin: F-gitonin, desgalactotigonin, digitonin
  · flavonoid: luteolin, luteolin-7-glucoside, digicitrin, hesperidin
  · phenylethanoid glycoside: desrhamnosyl acteoside, forsythiaside, purpureaside A, B 등
  · digipurolactone(=loliolide) 등
- **약　　리** | · 강심작용: cardiac glycoside가 근섬유막에서의 Na^+-K^+ATPase의 활성을 저해하여 Na^+-K^+pump를 억제한 결과, Na^+이온의 농도를 상승시키고, Ca^{2+}이온의 유입을 촉진하여 심근의 수축력을 증강시켜 심장박출량 증가
  · 이뇨작용
  · 항암작용: phenylethanoid glycoside
- **임상응용** | 강심이뇨약, 울혈성심부전, 고혈압, 허혈성심질환(심근경색, 협심증)
- **확인시험** | Keller 반응
- **관련생약** | 복수초, 영란, 해총, 스트로판투스, 섬수

센나엽 | Sennae Folium

- 기 원 | 인도센나나무(*Cassia angustifolia* Vahl) 또는 나일센나나무(*C. acutifolia* Delile)의 작은 잎
- 소속과명 | 콩과(Leguminosae)
- 내부구조 | 표피 아래로 책상조직, 해면상 조직이 있으며 수산칼슘의 집정 및 단정을 함유
- 함유성분 | · dianthrone glycoside: sennoside A~B (2~3%), sennoside C~G, aloe-emodin-dianthrone
  · anthraquinone: rhein, aloe-emodin, chrysophanol 및 배당체
  · flavonoid: kaempferol, kaempferin, isorhamnetin 등
- 약 리 | · 사하작용: Senna anthraquinoid류 (rhein anthrone과 그 배당체, sennoside C 및 aloe-emodin dianthrone 배당체)
  · 경미한 유전독성: sennoside B와 rhein
- 임상응용 | 완하제

야보란디 | Jaborandi Folium

- 기 원 | *Pilocarpus jaborandi*(=*Pernambuco jaborandi*), *P. pennatifolius*의 작은 잎
- 소속과명 | 운향과(Rutaceae)
- 함유성분 | · alkaloid: pilocarpine, isopilocarpine, pilocarpidine 등
  · 정유: methyl heptyl ketone, kemtyl nonyl ketone 등
- 약 리 | 부교감신경 말초를 자극하여 샘분비 촉진, 동공축소를 유도: pilocarpine
- 임상응용 | 발한, 축동약으로 응용되며, pilocarpine·HCl의 제조 원료이다. 녹내장 치료

에 사용되며, β-blocker인 timolol과의 복합제제로 시판되고 있다. 구강암, 인후암의 방사선 치료로 생긴 구강건조증에 타액분비 촉진제로 처방되기도 한다.

우바우르시엽 | Uvae Ursi Folium

- **기 원** | 우바우르시(*Arctostaphylos uva-ursi*)의 잎을 개화기(4~6월 정도) 수집하여 양건 또는 화건한 것
- **소속과명** | 진달래과(Ericaceae)
- **내부구조** | 등도란형으로 유관속중에 방사상으로 배열된 수선조직이 2-7열있고 단정, 사정, 집정이 유관속 쥬변에 소수 존재
- **함유성분** | · Phenolic compound: arbutin
  · Flavonoid: quercetin, mycetin
  · Iridoid: piceoside,

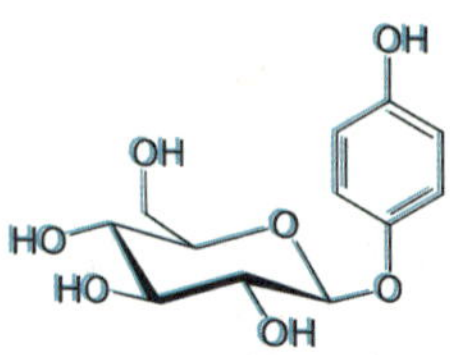

- **약 리** | · 요로방부작용, 이뇨작용
  · 멜라닌합성억제작용
  · 항알러지작용, 항바이러스작용 등
- **임상응용** | 요로방부제, 잔뇨감, 배뇨시 불쾌감
- **확인시험** | · 열탕추출액에 $FeCl_3$시액가하면 어두운 자색
  · 승화시험에 의해 hydroquinone결정 생성
- **관련생약** | 월귤엽 (Vitis Idaeae Folium)
  월귤나무 (*Vaccinium vitis-idaea*) 진달래과(Ericaceae)

은행엽 | Ginko Folium

- 기 원 | 은행나무(*Ginko biloba*)의 잎
- 소속과명 | 은행나무과(Ginkoaceae)
- 내부구조 | 부채모양으로 엽맥은 2차맥이고 엽연이 1-3개로 갈라짐
- 함유성분 | · Biflavonoid: amentoflavone, ginketin
  · Flavonoid: apigenin, kaempferol, quercetin
  · ginkgolide A, B, C
- 약 리 | · 관상동맥확장작용
  · 혈액순환개선작용
- 임상응용 | 진해, 거담, 고지혈증, 협심증 등
- 확인시험 | Flavonoid 확인반응: Mg-HCl 가할 때 홍색
- 관련생약 | 백과, 은행 (Ginkonis Semen)

코카 | Cocae Folium

- 기 원 | 코카 (*Erythroxylon coca* Lamarck) 및 그 재배변종의 잎
- 소속과명 | 코카과 (Erythroxylaceae)
- 함유성분 | · Alkaloid: (−)-cocaine, cinnamoylcocaine, α-truxilline, β-truxilline, tropacocaine, hygrine, cuscohygrine, benzoylecgonine, methylecgonine
  · 기타: cocacitrin, cocaflacine, cocatannic acid, methyl salicylate, phytosterol, 정유
- 약 리 | 국소마취·표면마취작용: cocaine
- 임상응용 | 국소마취, 진통, 동공확대

해총 | Scillae Bulbus

• 기 원 | 해총(*Urginea scilla* Steinhe. (= *U. maritima* Baker))의 육질의 비늘잎
• 소속과명 | 백합과(Liliaceae)
• 함유성분 | · Cardiac glycoside
[백색해총] scillaren A, scilliglaucoside, scilliglaucoside, scillicyanoside, proscillaren A, glucoscillaren A
[적색해총] scilliroside, scillaren A, proscillaridin A, scilliglaucoside, scillirubroside
· 점액질, stearin, citric acid
• 약 리 | 강심작용: proscillaridin A
• 임상응용 | 심장쇠약, 부종, 거담제

7 피류 생약(Cortex)

계피 | Cinnamomi Cortex

• 기 원 | 계피나무 (*Cinnamomum cassia* Blume) 또는 그 밖의 동속 근연식물의 수피를 그대로 또는 주피를 다소 제거한 것
• 소속과명 | 녹나무과 (Lauraceae)
• 내부구조 | · 1차 피층과 2차 피층은 거의 연속된 석세포 환층으로 구성
· 환층의 바깥쪽에는 원형으로 모여 있는 섬유속이 존재
· 환층을 이루고 있는 각 석세포의 막은 U자형으로 두터워져 있음
· 2차 피층 중에는 후막섬유가 존재

· 유조직에는 기름세포, 점액세포 및 수산칼슘의 침상결정을 지닌 세포존재
· 유세포에는 전분립이 존재

- 함유성분 | · 정유: cinnamaldehyde, cinnamyl acetate, phenylpropyl acetate, cinnamic acid, salicylaldehyde, anhydrocinnzeylanol
  · Diterpenoid: cinnzeylanine, cinnzeylanol, cinncassiol A, B, $C_{1\sim3}$, $D_{1\sim4}$, E, anhydrocinnzeylanine
  · Tannin: (−)-epicatechin, procyanidin B_2, B_5, C_1, cinnamtanin $A_{2\sim4}$
- 약　　리 | · 혈액순환개선작용: cinnamaldehyde
  · 건위작용: 물추출물, 정유
  · 항종양작용: cinnamaldehyde
  · 신염: 물추출물
  · 항알러지작용: 물추출물
- 임상응용 | ·식욕부진, 소화불량
  ·한방처방용: 감기약, 진통진경약, 진통약, 보건강장약, 부인약
- 확인시험 | ·검액 (가루 2.0g에 Et_2O 10mL를 넣고 3분간 흔들어 섞은 후의 여과액) 10μL를 TLC용 실리카 겔(형광제 첨가)을 써서 만든 박층판에 점적 → *n*-hexane-$CHCl_3$-EtOAc(4:1:1)을 전개용매로 하여 약 10cm 전개 후 박층판을 바람에 말림 → 여기에 자외선(254nm)을 쪼이면 R_f 값 0.4 부근에 자색의 반점 관찰 → 그 반점 에 2,4-dinitrophenylhydrazine 시약을 뿌리면 황갈색이 나타남(cinnamaldehyde)
- 관련생약 | · 계심(Cassiae Cortex Interior): 심장질환에 사용
  · 계지(Cinnamomi Ramulus): 계피와 같은 용도로 사용
  · 육계(Cinnamomi Cortex Spissus)

두충 | Eucommiae Cortex

- 기 원 | 두충(*Eucommia ulmoides*)의 수피
- 과 명 | 두충나무과(Eucommiaceae)
- 내부구조 | 꺾으면 끈기있는 가는 흰 수지의 실
- 성 분 | · lignan: pinoresinol di-*O*-β-D-glucoside
  · iridoid: aucubin, harpagid
  · cyclopentenoid: eucommiol 등
- 약 리 | · 혈압강하작용: pinoresinol di-*O*-β-D-glucoside
  · 진정, 진통작용
- 임상응용 | 강장, 강정, 진통

목단피 | Moutan Radicis Cortex

- 기 원 | 모란(Paonia suffruticosa)의 뿌리껍질
- 과 명 | 모란과(Paeoniaismataceae)
- 내부구조 | 안쪽면 및 꺽인면에 때때로 백색의 결정
- 성 분 | · phenol류: aeonol, paeonoside, paeonolide
  · monoterpene glycoside: paeoniflorin, albiflorin
  · tannin: tetragalloylglucose
- 약 리 | · 항세균작용: paeonol
  · 항바이러스작용: tannin
  · 항염증작용: benzoylpaeoniflorin

· 통경작용: paeoniflorin, benzoylpaeoniflorin

- 임상응용 | 진정, 진통, 구어혈
- 확인시험 | 가루 2.0g에 hexane 10 ml 넣고 흔들어 섞은 다음 여과한 액을 검액.. 따로 TLC용 paeonol 1 mg을 MeOH 10ml에 녹여 표준액. 검액 및 표준액 10 μl 씩을 박층판에 점적후 hexane-ethylacetate(1:1)을 전개용매로하여 전개. 자외선(주파장 254 nm)쪼일 때 1개의 반점은 표준액과 색상 및 R_f 값 일치.

백선피 | Dictamni Radicis Cortex

- 기　　원 | 백선(*Dictamus dasycarpus*)의 뿌리껍질
- 과　　명 | 운향과(Rutaceae)
- 성　　분 | · alkaloid: dictamine, skimmianine
  · limonoid: fraxinellone
  · sesquiterpene: dictamnol
- 약　　리 | · 해열작용
  · 항진균작용: limonoid
  · 항암작용: dasycarpuside, obacunone
- 임상응용 | 해열, 해독, 진통

상백피 | Mori Cortex Radicis

- 기　　원 | 뽕나무(*Morus alba* L.) 또는 동속식물의 뿌리껍질
- 소속과명 | 뽕나무과(Moraceae)

• 내부구조 | 5~12층의 코르크 세포, 피층의 곳곳에 인피섬유가 사부유조직과 교대로 배열, 유관, 수산칼슘 단정 및 전분립이 있음

• 함유성분 | [M. alba]

· flavonoids: mulberrin(=kuwanon C), cyclomulberrin, mulberrochromene (=morusin), cyclomulberrochromene(=cyclomorusin), melberranol, oxydihydromorusin(=morusinol), kuwanon A~F, kuwanon G(=albanin F, moracenin B), kuwanon H(=albanin G, moracenin A), kuwanon I~L, V, sanggenone A~P, moracenin C, moracenin D, cudraflavone B

· stilbenes: kuwanon P, Y, Z, oxyresveratrol, piceatannol.

· benzofuran: mulberrofuran A, B, E, M~Q, albanol B, albafuran A~C, A~M, dimoracin, chalcomoracin.

· glycoprotein: moran A.

· polysaccharide: morusan.

· amino sugar: 1,4-dideoxy-1,4-imino-D-ribitol, 1-deoxynojimycin.

[M. bombycis]

· flavonoid: kuwanol B

· stilbene: kuwanon A

· benzofuran: muberrofuran C

• 약 리 | · 이뇨·혈압강하작용

· 혈당강하작용

· 항균작용

· 미백작용

· 항암작용, 항염증작용 등

• 임상응용 | 혈압강하, 소염성 이뇨약, 해열, 진해약

• 확인시험 | Liebermann-Buchard 반응(초산 추출액에 황산을 가할 때 접계면이 적갈색-적색을 나타냄)

• 관련생약 | 상엽(Mori Folium): 해열, 진해, 거담, 이뇨약

오가피 | Acanthopanacis Cortex

- 기 원 | 오갈피나무(*Acanthopanax sessiliflorum* Seem.) 또는 동속식물의 뿌리, 줄기 및 가지의 껍질
- 소속과명 | 오갈피나무과(Araliaceae)
- 함유성분 | · lignan: (−)-syringaresinol, acanthoside B, eleutheroside E(=acanthoside D), (−)-syringaresinoldiglucoside), (−)-sesamin 등
  · triterpenoidal saponin: eleutheroside I(=mussenin B), eleutheroside K, eleutheroside L, eleutheroside M(=hedera-saponin B)
  · coumarin: eleutheroside B1(=isofraxidin-7-glucoside)
  · flavonoid: antoside, kaempferitrin, kaempferol-7-rhamnoside, quercetin-7-rhamnoside, isoquercitrin 등
  · phenylpropanoid: syringin(=eleutheroside B), coniferin, coniferyl alcohol, caffeic acid 등
- 약 리 | · 강장작용
  · 강심작용
  · 간세포보호작용
  · 항종양작용, 항염증작용 등
- 임상응용 | 강장, 이수, 거습, 진통약
- 관련생약 | 가시오가피(*Acanthopanax senticosus* Maxim.): 강장, 강정, 진정, 진통약

주목 | Taxi Cortex

- 기 원 | 주목(*Taxus cuspidata* Siebold et Zucc.), 눈주목(*T. caespitosa* Nakai)

의 주피

- 소속과명 | 주목과(Taxaceae)
- 함유성분 | · diterpene alkaloids: paclitaxel(=taxol), docetaxel(반합성품), cephalomannine, 10-deacetylcephalomannine
  · diterpenoid (taxoid): baccatin(T. baccata), taxezopidine A~L, taxuspine A~Z, taxinine A~L, taxinine A 11, 12-epoxide 등
- 약　　리 | · 항암작용
  · 혈당강하작용
- 임상응용 | 이뇨, 통경, Taxol(=paclitaxel)과 반합성품인 Taxotere(=docetaxel)은 난소암, 유방암, 폐암에 사용

해동피 | Kalopanacis Cortex

- 기　　원 | 음나무(*Kalopanax pictus*)의 줄기껍질
- 소속과명 | 오갈피나무과(Araliaceae)
- 함유성분 | · triterpene saponin: kalopanaxsaponin
  · lignan: liriodendrin
- 약　　리 | · 간보호작용: liriodendrin
  · 진통, 항미생물, 항염증, 항산화작용
- 임상응용 | 수렴, 진통

황백 | Phellodendri Cortex

- 기　　원 | 황벽나무(*Phellodendron amurense*)의 주피를 벗긴 줄기껍질
- 소속과명 | 산초과(Rutaceae)
- 내부구조 | 석세포 분포, 사부섬유속이 방사조직(수선)과 격자상(井)을 이룸
- 함유성분 | · isoquinoline alkaloid: berberine, palmatine, jateorrhizine
  · limonoid 고미질: obakunone
- 약　　리 | · 항미생물작용: protoberberine류
  · 수렴작용, 항염증작용
- 임상응용 | 고미건위, 정장

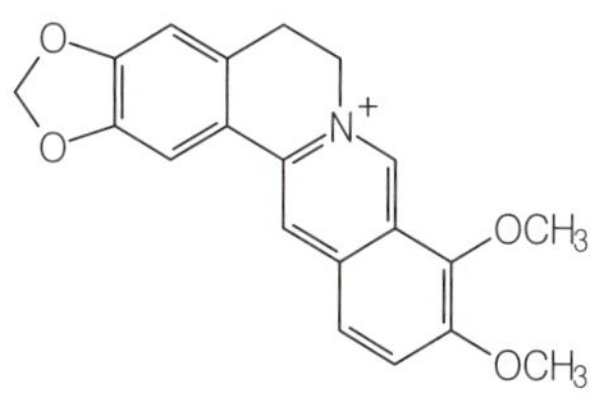

berberine

후박 | Magnolia Cortex

- 기　　원 | 일본목련(*Magnolia obovata*), 후박(*M. officinalis*)의 줄기껍질
- 소속과명 | 목련과(Magnoliaceae)
- 함유성분 | · sesquiterpenoid 정유: β-eudesmol
  · neolignan: magnolol, honokiol
  · isoquinoline alkaloid: magnocurarine, magnoflorine
- 약　　리 | · 건위작용: magnolol
  · 근육완화작용: magnolol, honokiol

• **임상응용** | 건위소화약, 진해거담약

• **확인시험** | Dragendorff시액: 황색

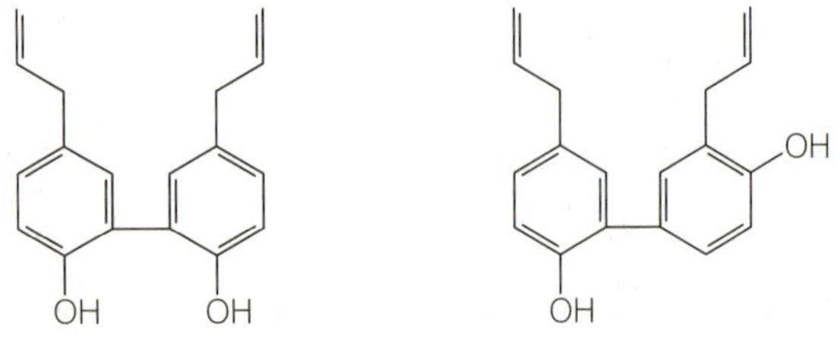

magnolol　　　　honokiol

8 화류(Flores)

감국 | Chrysanthemi Flos

• **기　　원** | 감국(*Chrysanthemum indicum* L.) 또는 국화 (*C. morifolium* Ramat.)의 꽃

• **소속과명** | 국화과(Compositae)

• **함유성분** | [*C. morifolium*]

· sesquiterpene: chlorochrymorin, chrysandiol, chrysartemin A

· 기타: 2,2,4-trimethyl-3-cyclohexene-1-carboxylic acid(I) (방향 성분)

[*C. indicum*]

· flavonoid: acacetin, acacetin-7-*O*-β-D-galactopyranoside

· sesquiterpene: arteglastin A, chrysetunone, tunefulin

· 기타: chrysanthemin, hexacosane, adenine, choline, 단당류, 이당류 등

• **약　　리** | · 해열작용

· 항미생물작용

· 혈압강하작용

· xanthine oxidase 활성억제, aldose reductase 활성억제 등

- 임상응용 | 해열, 해독, 진통, 소염, 동맥경화, 고콜레스테롤혈증
- 확인시험 | EtOH 추출물에 Mg-HCl: 적자색

괴화 | Sophorae Flos

- 기 원 | 회화나무(*Sophora japonica* L.)의 꽃봉오리
- 소속과명 | 콩과(Leguminosae)
- 함유성분 | · flavonoid: rutin, quercetin, isorhamnetin, kaempferol-sophoroside 등
  · isoflavonoid: biochanin A, sophorol, sophoricoside, sophorabioside, maackian 등
  · triterpenoid: betulin, betulinic acid, sophoradiol 등
- 약 리 | · 모세혈관강화작용-지혈작용: rutin
  · 항알러지작용: rutin, quercetin
  · iNOS 발현억제, 혈중지질농도 저하 작용 등
- 임상응용 | 혈관보강약, 모세혈관성 지혈약, 방사선 상해에 의한 괴저방지, 알러지성 질환, 동맥경화, 동상
- 확인시험 | MeOH 추출물로 다음 실험진행
  1) Mg-HCl: 적색
  2) 검액 2～3방울을 여과지 위에 떨어뜨리고 이것에 1% 백반용액을 떨어뜨릴 때 양액의 접촉 부위가 황색을 나타내며, 자외선을 쪼일 때 검액의 부위는 황갈색, 양액의 접촉부위는 빛나는 황색의 형광을 나타냄.

금은화 | Lonicerae Flos

- 기　　원 | 인동덩굴 (*Lonicera japonica* Thunb.) 또는 그 변종의 꽃봉오리
- 소속과명 | 인동과 (Caprifoliaceae)
- 함유성분 | · iridoid: loganin, secologanin, secologanin dimethylacetal, sweroside, secologanoside 7-methyl ester, loniceracetalide A, B, phenylalaninosecologanin 등
  · flavonide: luteolin, lonicerin, ochnaflavone (biflavonoid)
  · triterpenoid(saponin): hedragenin, loniceroside A, B, C 등
  · phenolic compoun: chlorogenic acid, isochlorogenic, inositol 등
- 약　　리 | · 항세균작용
  · 항바이러스작용: chlorogenic acid
  · 항염증작용: loniceroside C, ochnaflavone
  · 소화성위궤양예방효과 등
- 임상응용 | 해열, 해독약, 지혈약
- 확인시험 | 1) $FeCl_3$ 시액: 남색
  2) EtOH 추출물에 Mg-HCl: 엷은 황갈색~적갈색

사프란 | Crocus

- 기　　원 | 사프란(*Crocus sativus* L.)의 주두
- 소속과명 | 붓꽃과(Iridaceae)
- 내부구조 | 가는 실 모양이고 어두운 황적색~적갈색. 끝이 3갈래로 갈림. 주두의 끝에는 많은 돌기. 특이한 냄새, 맛은 쓰고 침을 노랗게 물들임.

- 함유성분 | · Carotenoid: crocin, crocetin, crocetin diglucose ester, crocetin gentiobiose ester
  · 고미성분: picrocrocin
  · 정유: safranal, pinene, cineole
- 약　　리 | · 진통작용(crocin)
  · 통경작용(crocin)
  · 뇌세포보호작용(crocin)
  · 항암작용(crocetin)
- 임상응용 | 진정, 진통(치통제), 통경, 화장품 등의 착색료
- 확인시험 | · 황산에 의하여 어두운 청색 → 자색 → 적갈색(crocin, crocetin)
  · 데시케이터 건조 후 추출하여 중크롬산칼륨 비교액과 비교

시나화 | Artemisiae Flos

- 기　　원 | 시나(*Artemisia cina* Berg.)의 미개화 소화두
- 소속과명 | 국화과(Compositae)
- 내부구조 | 긴 난형의 소화두, 총포가 고기비늘 모양으로 포개짐. 총포는 작은 관상화를 싸고 있음. 총포조각은 타원형으로 작은 배 모양, 바깥에 선모와 정자형 장모가 있다. 약간 방향성이고 맛은 씀.
- 함유성분 | · Sesquiterpene: santonin, artemisin
  · 정유: cineol, limonene, terpinene
- 약　　리 | ·구충작용(santonin)
- 임상응용 | 회충, 요충 구제약, santonin 제조원료
- 확인시험 | NaOMe/MeOH 시약에 의하여 홍색(santonin)
- 관련생약 | *Artemisis maritima* L, *A. brevefolia* Wall., *A. monogyna* Waldst. et Kit. *A. kuramensis* Quazilbash

정향 | Caryophilli Flos

- **기　　원** | 정향나무[*Syzygium aromaticum* (L.) Merr. et L.M. Perry(= *Eugenia caryophyllata* Thunb.)]의 꽃봉오리
- **소속과명** | 정향나무과(Myrtaceae)
- **내부구조** | 조금 평평한 사능주상(四稜柱狀)의 화상(花床)과 그 위쪽에는 두꺼운 꽃받침 4매 및 4매의 막질화판이 있다. 화판은 서로 겹쳐서 거의 구형을 이루며, 화판으로 싸인 속에는 많은 수술과 한 개의 화주가 있다. 특이한 냄새가 강하다.
- **함유성분** | · 정유: eugenol(70-85%)
  · Phenylpropanoid: eugenol, acetyleugenol, chavicol 등
  · Sesquiterpenoid: α-, β-, γ-caryophyllene, β-caryophyllene oxide
  · Tannin: eugeniin, tellimagrandin 등
  · Alakloid: higenamine
  · Flavonoid: rhamnetin. kaempferol, myricetin 등
- **약　　리** | · 건위작용(pepsin 분비증가, 이담작용, *H. pylori* 균 성장억제)
  · 항세균, 항진균, 항바이러스작용
  · 강력한 혈소판응집 저해작용
  · 항염증, 항암작용, 살충작용
- **임상응용** | · 방향성 건위약(소화불량, 급만성 위장염, 구토, 설사)
  · 치과용 국소마취제(충치의 국소마취, 진통)
  · 구강청정제 및 치약(살균, 방부, 향료)
- **확인시험** | · 정유에 xylene을 섞고 여기에 EtOH을 섞은 다음 $FeCl_3$ 용액을 가하면 액은 녹색을 띤다(phenol, tannin).
  · 가루에 KOH 시액을 가하면 eugenol-K 염이 무색침전으로 생성된다.
  · 정유에 $Ca(OH)_2$ 시액을 넣고 강하게 섞으면 흰색의 솜털 같은 침전이 생긴다(Ca-eugenolate, dental cement로 쓰인다).

제충국 | Pyrethri Flos

- 기 원 | 제충국(*Chrysanthemum cinerariaefolium* Vis.)의 개화기의 두상화(頭狀花)를 건조한 것
- 소속과명 | 국화과(Compositae)
- 내부구조 | 설상화(舌狀花) 및 관상화(冠狀花)로 화상(花床)에 붙어있으며, 화관은 통모양이다. 특이한 냄새가 나는데 현미경으로 관찰할 때 총포 및 꽃자루에 정자모(丁字毛)가 있다. 꽃가루는 황갈색이고 둥근 모양이며 특수한 돌기가 있다.
- 함유성분 | Pyrethrinoid 살충성분: pyrethrin I, II, cinerin I, II, jasmolin I, II (액상)
- 약 리 | 곤충류에 접촉독으로 작용: pyrethrinoid
- 임상응용 | 농업용 살충제, 방역용, 모기향, 가정용 살충제(생약으로 저장할 때 1년에 25~50% 정도씩 효력 감소. 휘발유나 석유 등을 용제로 하여 pyrethrin 함량을 6% 이하로 조절하면 장기간 보존 가능)

카모밀라 | Chamomillae Flos

- 기 원 | (*Matricaria chamomilla* L.)의 활짝 핀 두상화
- 소속과명 | 국화과(Compositae)
- 내부구조 | 설상화(舌狀花)는 엷은 갈색으로 일렬로 되어있고 관상화(冠狀花)는 황색이며 그 수는 많다. 화상(花床)은 성숙기에 매우 융기되어서 원추형이 되고 내부는 비어있다. 방향성이고 쓴 맛.
- 함유성분 | · 정유: (−)-α-bisabolol, chamazulene, matricarine 등
  · Coumarin: herniarin, umbelliferone, esculetin 등

· Flavonoid: apigenin, quercetin, patulitrin, polycladin 등

- 약 리 | · 항염증작용: chamazulene, (−)-α-bisabolol
  · 진경작용: apigenin, (−)-α-bisabolol
  · 항궤양작용: (−)-α-bisabolol
- 임상응용 | 완화한 진정제, 항염증제(구강염, 인후염, 질염, 결막염 등), 욕탕료
- 관련생약 | 로마카모밀라(Anehemidis Flos, Camomillae Flos Romanae)- 카모밀라와 동류생약

하고초 | Prunellae Spica

- 기 원 | 꿀풀(*Prunella vulgaris* L. var. *lilacina* Nakai)의 꽃대(花穗)
- 소속과명 | 꿀풀과(Labiatae)
- 함유성분 | · Triterpenoid: ursolic acid, oleanolic acid, methyl ursolate, methyl oleanolate, 2α, 3α-dihydroxyursan-12-en-28-oate 등
  · 기타: rutin, hyperoside, rosmarinic acid, caffeic acid, 등, 꽃에는 delphinidin과 cyanidin의 배당체,(+)-camphor,(+)-fenchone 등
- 약 리 | (1) 이뇨 · 혈압강하작용
  (2) 항균작용
  (3) 항암작용
  (4) 항바이러스(HIV-1, HSV)작용
  (5) 항산화 작용
  (6) 기타
    · 항알러지작용
    · 항염증작용
- 임상응용 | 눈이 붉고 아픈데, 어지럼증, 두통, 갑상선염증, 임파선염, 결핵성 경부림프선염 등에 사용. 중국에서는 결막염에 향부자와 같이 사용하며, 임파선종

에는 향부자, 패모, 원지 등과 배합하여 사용.

- **확인시험** | (1) 가루 1g에 EtOH 15ml를 가해 1시간 동안 수욕에서 환류 추출하여 여과하고, 여액 1ml를 취해 증발접시에 담고 수욕상에서 건조, 잔사에 glacial HOAc 1방울을 가하여 녹인 뒤 H_2SO_4 소량을 가하면 자주색을 띠며, 시간이 지나면 암록색을 띤다.
  (2) (1)항의 여액을 소량 취하여 여과지에 떨어뜨리고 0.9% $FeCl_3$ 시액과 $K_3Fe(CN)_6$ 시액을 1:1로 합한 시액을 분무하면 남색반점을 나타낸다.

형개 | Schizonepetae Spica

- **기 원** | 형개(*Schizonepeta tenuifolia* Briq.)의 꽃대(花穗)
- **소속과명** | 꿀풀과(Labiatae)
- **함유성분** | · 정유(1.8%): (+)-menthon, (−)-pulegone, (−)-isomenthone, (+)-limonene, iso-pulegone, α-, β-pinene 등
  · Sesquiterpenoid: caryophyllene, β-elemene, β-humulene 등
  · Flavonoid: apigenin 7-*O*-β-D-glucoside, luteolin-7-*O*-glucoside, hesperidin 등
  · Monoterpene glycoside: schizonepetoside A～C 등
- **약 리** | (1) 발한 · 해열작용
  (2) 항균(결핵균)작용
  (3) 지혈작용
  (4) 기타
    · 진통, 항염증작용
    · Substance P로 유도한 가려움증 개선
    · 히스타민 유리 억제
- **임상응용** | 발한, 해열, 진경, 구풍약으로 한방에서는 감기처방약, 피부질환용 약,

소염배농약의 처방에 배합. 산후(産後)의 중풍, 토혈, 혈변, 자궁출혈 등에도 사용.

• **확인시험** | 가루 2.0g에 물 20ml를 넣고 잘 흔들어 섞은 다음, 증류한 유액 3ml를 취하여 이에 2,4-dinitrophenylhydrazine · EtOH 시액 2~3 방울을 넣으면 등적색의 침전이 생긴다(aldehyde 및 ketone 등의 침전반응).

홍화 | Carthami Flos

• **기　　원** | 잇꽃(*Carthamus tinctorius* L.) 꽃

• **소속과명** | 국화과(compositae)

• **함유성분** | · Chalcone: carthamin(홍색색소), safflor yellow A(황색색소), safflor yellow B, safflomin A, safflomin C 등

· Flavonoid: carthamidin, isocarthamidin, neocarthamin 등

· Polyacetylene: 3E,11E-tridecadiene-3,7,9-triyne-1,2-diol, 1,8,11,14-heptadecatetraene 등

· Cycloheptenone oxide: cartorimine

· Lignan: tracheloside, matairesinol glucoside

· Serotonin 유도체: N-(p-coumaroyl)serotonin, N-feruroylserotonin

· 기타: kinobeon A, C31, alkanediol, helianol 및 triterpene 등

• **약　　리** | (1) 자궁수축작용

(2) 혈관확장 및 혈압강하작용

(3) 혈액응고억제 및 항혈전작용

(4) 항산화작용

(5) 항염증작용

(6) 기타

· 면역증강작용

· 항진균작용

· 골다공증예방 효과(홍화씨)

- 임상응용 | 통경, 정혈약(淨血藥)으로 부인병, 냉증, 갱년기장애 등의 혈행장애의 치료에 사용. 그밖에 입술 연지의 제조와 같은 화장품의 착색료로, 식용 색소로 사용. 홍화씨는 홍화유의 주원료이며, 홍화씨를 추출하여 얻는 리놀산은 콜레스테롤 저하약으로 사용.
- 확인시험 | 0.2g에 60%(v/v) EtOH 10ml를 넣어 환류냉각기를 달고 15분간 끓여 식힌 다음 여과한다. 여액을 안지름, 높이 각 3cm의 유리용기에 넣고 이것에 너비 2cm, 길이 30cm의 여과지의 한쪽 끝을 용기 밑바닥에 닿게 매달고, 액을 1시간 흡수, 상승시킨 다음 꺼내어 즉시 3ml를 넣은 다른 같은 모양의 용기 속에 넣어서 1시간 후에 꺼내어 검사하면, 위쪽은 대부분이 엷은 황색 (safflor-yellow), 아래쪽은 엷은 홍색(carthamin)을 나타낸다.
- 관련생약 | 홍화유(紅花油) Oleum Carthami 잇꽃 *Carthamus tinctorius* L.(국화과 Compositae)의 종자. 주로 불포화산의 glyceride 혼합물로 구성. cholesterol 과다로 인한 죽상동맥경화증의 예방과 치료에 유용한 식품.

9 목류 생약(Lignum)

고목 | Picrsmae Lignum

- 기　원 | 소태나무(*Picrasma quassioides*, *P. ailanthoides*)의 수피를 제거한 심재
- 소속과명 | 소태나무과(Simaroubaceae)
- 내부구조 | 뚜렷한 나이테 및 방사상의 가는 줄. 냄새는 없고 맛은 몹시 쓰며 잔류성
- 함유성분 | · Quassinoid: nigakilactone D, G, F, kumijian A, B, G, picrasin A~G, N, O, Q, kusulactone, picrasinoside A, B 등

· Carboline alkalod: 1-carboxy-β -carboline, picrasidine A, B, H, L, M, N, P, R 등

- 약　　리 | · 건위작용
  · 항균작용
  · 혈압강하작용: 총 alkaloid
- 임상응용 | 고미건위약, 살충약, 옴(민간약)

귀전우 | Euonymi Lignum Suberalatum

- 기　　원 | 화살나무(*Euonymus alatus*)의 익상물을 채취하여 건조한 것
- 소속과명 | 노박덩굴과(Celastraceae)
- 내부구조 | 작은 가지는 녹색을 띄고 있으며 4줄의 날개가 달려있고, 날개(익상물)는 회갈색으로 쉽게 부서짐.
- 함유성분 | · Flavonoid: leucocyanidin, leucodelphinidin, quercetin 등
  · Alkaloid: alatamine, alatusinine, euonymine, evonine 등
- 약　　리 | 항암작용
- 임상응용 | 자궁출혈, 정체복통, 피부병, 대하, 심통, 암보조요법(민간약)

목통 | Akebiae Caulis

- 기　　원 | 으름덩굴(*Akebia quinata*) 또는 기타 동속식물의 줄기
- 소속과명 | 으름덩굴과(Lardizabalaceae)
- 내부구조 | 원형 또는 타원형의 자른 조각

• 함유성분 | · Saponin: hederagenin 및 oleanolic acid를 genin으로 하는 akeboside, quinatoside A~D 등
· Triterpenoid: norajunolic acid, akebonoic acid 등

• 약 리 | · 이뇨작용
· 진정작용, 해열작용, 진통효과 등

• 임상응용 | 소변불리, 류마치스성관절염, 신경통, 월경불통, 통유

• 확인시험 | 가루 0.5g에 물 10ml를 넣고 잠시 끓인 다음 식히고 세게 흔들어 섞으면 지속성의 미세한 거품(saponin)

소목 | Caesalpiniae Lignum

• 기 원 | 소목(*Caesalpinia sappan*)의 심재

• 소속과명 | 콩과(Leguminosae)

• 함유성분 | · Homoisoflavonoid: brazilin 등
· Chalcone: 4,4′-dihydroxy-2-methoxy chalcone
· Flavonoid: quercetin 등
· Lactone: brazilide A

• 약 리 | · 심혈관계개선작용: brazilin(혈관확장작용), hematein(동맥경화증 개선)
· 항세균작용: 수침액(디프테리아균, 폐렴쌍구균 등 억제), MeOH 추출물(MRSA 항균작용)
· 중추신경억제작용: 수침액
· 항산화작용, 면역조절작용 등

• 임상응용 | 구어혈, 항염증, 통경, 진통약

• 확인시험 | EtOH추출물: NaOH에 적색

조각자 | Gleditsiae Spina

- 기 원 | 주엽나무(*Gleditsia japonica* var. *koraiensis*)의 가시
- 소속과명 | 콩과(Leguminosae)
- 함유성분 | · Saponin: gleditsia saponin A~D
  · Alkaloid: triacanthine
- 약 리 | · 급성편도선염 완화
  · 항암작용, 혈관신생 억제
  · 항 HIV활성: gleditsia saponin C
- 임상응용 | 소염, 거담, 활혈, 배농, 살충약

조구등 | Uncariae Ramulus et Uncus

- 기 원 | 화구등(*Uncaria sinensis*) 및 동속 근연식물의 가시가 달린 어린 가지
- 소속과명 | 꼭두서니과(Rubiaceae)
- 함유성분 | [*U. rhynchophylla*]
  · Indole alkaloid: rhynchophylline, isorhynchophylline 등
  · Indole alkaloid glucoside: hirsuteine 등(뿌리껍질)
  [*U. sinensis*]
  · Oxyindole alkaloid: isopteropodic acid, rhynchophyllic acid 등
  · Phenolic acid: epicatechin, catechin, procyanidin B-1,2 등
- 약 리 | · 진정·진경작용: 알코올추출물
  · 혈압강하작용: 알코올추출물, hirsutine
  · 뇌세포보호작용: 물추출물, isorhynchophylline 등

· 항암작용·항산화작용 등

- 임상응용 | 해열, 진정, 진경약
- 확인시험 | Dragendorff 시액에 황적색으로 정색 (alkaloid 침전반응)

10 수치류, 엑스류, 유액류 생약

몰약 | Myrrha

- 기　　원 | (*Commiphora molmol*) 또는 기타 동속식물에서 얻은 수지
- 소속과명 | 감람나무과(Burseraceae)
- 성　　상 | 엷은 황색 또는 갈색의 고르지 않은 덩어리이다.
- 함유성분 | · resin 약 20%: α, β, γ-commiphoric acid, heerabomyrrholic acid 등
  · 정유 9%: cuminaldehyde, eugenol, cresol, pinene등,
- 약　　리 | · 항염작용
  · 항미생물 작용
  · 기생충감염 치유작용
- 임상응용 | 방부작용으로 인한 화농성 궤양, 아구창, 치은염, 함수제, 가글액등으로 사용
- 확인시험 | 물을 넣고 으깨면 엷은 황갈색의 유화액이 된다.

안식향 | Benzoinum

- 기　　원 | *Styrax benzoin* 또는 기타 동속 식물에서 얻은 수지

• 소속과명 | 때죽나무과(Styracaceae)

• 성 상 | 회갈색: 어두운 적갈색의 고르지 않은 덩어리 조각으로 중간중간에 흰색: 엷은 황적색의 알갱이가 박혀있다.

• 함유성분 | · resin 90%이상: conifery, cinnamyl 및 phenylpropyl cinnamate
· terpenoid: sumaresinolic acid
· 기타: benzoic acid
· Siam benzoin: Sumatra 안식향보다 cinnamic acid량이 적음(70%)

• 약 리 | · 소화액분비 촉진작용: crataegolic acid
· 항세균작용
· 순환기에 대한작용: flavonoid
혈관확장, 관상동맥기능부전등에 효과

• 임상응용 | 청량, 지갈, 수렴 및 강장효과

• 확인시험 | 가루를 Et_2O를 넣고 2분간 흔들어 여과 한 여액을 건조시켜 얻은 잔류물에 빙초산 1ml에 녹이고 황산을 1~2 방울 가하면 자홍색이 된다.

• 동속생약 | Siam benzoin: *S. tokinensis*의 몸통에 상처를 내어 나오는 발삼형 수지

송지 | Resina Pini

• 기 원 | *Pinus* 속 식물의 분비물에서 정유를 제거하여 얻은 수지

• 소속과명 | 소나무과(Pinaceae)

• 성 상 | 엷은 황색 또는 갈색의 유리 모양의 광택이 나며 부스러지기 쉬운 투명한 고체 덩어리이다.

• 함유성분 | · resin: pimaric acid, levopimaric acid, abietic acid, palustric acid

• 약 리 | · 진경작용: abietic acid, dehydroabietic acid의 혼합물
· 상처치유작용: 송지의 연고제

• 임상응용 | 반창고, 피부자극약, 배농, 해독약

알로에 | Aloe

- 기　　원 | 호망각노회(*Aloe ferox* Mill.) 또는 이 식물과(*A. africana* Mill., *A. spicata* L. f.)와의 잡종의 잎에서 얻은 즙액을 건조한 것
- 소속과명 | 백합과(Liliaceae)
- 함유성분 | 점액질의 다당체를 다량 함유
  - · Anthrone *C*-glycosid: barbaloin(=aloin A), isobarbaloin(=aloin B), aloinoside A～B, 5-hydroxyaloin A, homonataloin 등
  - · Anthraquinone: aloe-emodin, 1,3,6-trihydroxy-8-methyl-anthraquinone, nataloe-emodin, chrysophanol 등
  - · Chromone: aloesone, aloeresin A～D 등
- 약　　리 | · 건위 · 사하작용: barbaloin
  - · 상처치유작용: polyuronide
  - · 항암작용, 항진균작용, 항염증작용, 항궤양작용 및 세포재생작용, 면역조절기능, 피부보습작용, 미백작용, 혈행촉진작용 등
- 임상응용 | 완하약, 강장약
- 확인시험 | 가루의 물추출액에 붕사를 넣어 가열 용해하고, 이를 수용액 중에 방울로 떨어 섞으면 녹색의 형광을 발한다(anthrone 및 anthranol형 화합물에 기인한 Schoutelen 반응).

아선약 | Gambir

- 기　　원 | 아선약 나무(*Uncaria gambir* Roxb.)의 잎 및 어린 가지에서 얻은 건조수성 엑스

- 소속과명 | 꼭두서니과(Rubiaceae)
- 내부구조 | 갈색의 부서지기 쉬운 덩어리
- 함유성분 | · Catechin: (+)-catechin, (+)-epicatechin, gambiriin A_1～A_3, B_1～B_3, C 등
  · β-carboline alkaloid: gambirtannin, gambirene, rotudifoline, isorhynchophylline, rhynchophylline 등
  · quercetin, gambir-fluorescein, 수지 점액 등
- 약　　리 | 지사작용, 항궤양작용: catechin류, 항염증작용
- 임상응용 | 수렴성지사약, 구강청량제(은단)
- 확인시험 | · 가루 0.2g에 물 10ml를 넣고 수욕 중에서 때때로 흔들어 섞으면서 5분간 가온한 다음 여과하고 식힌 다음, 여액에 젤라틴 시액 2～3방울을 넣을 때 액은 백탁하든가 또는 백색의 침전이 생긴다.
  · 가루 0.1g에 묽은 EtOH 20ml를 넣고 2분간 흔들어 섞은 다음 여과한 여액 1ml에 묽은 EtOH 9ml를 넣은 액 1ml에 vanillin-HCl 시액 1ml를 넣을 때 액은 엷은 적색～적갈색을 나타낸다.

오배자 | Galla Rhois

- 기　　원 | 붉나무(*Rhus javanica* L.)의 잎에 오배자진딧물(*Melaphis chinensis* Bell)의 자상에 의하여 생긴 벌레집
- 소속과명 | 옻나무과(Amacardoaceae), 솜진딧물과(Eriosomatidae)
- 내부구조 | 불규칙하게 2～4개로 갈라진 주머니 모양
- 함유성분 | · Gallotannin 50～70%: penta-m-degalloyl glucose, pentagalloyl glucose, gallic acid 등
  · riccionidin A, cucupine, indole-3-acetic acid, octopinic acid, lysopine, nopalinic acid 등
- 약　　리 | · 수렴, 지사작용, 지혈작용

· 항세균작용: gallic acid, tannin

- 임상응용 | 수렴성지사약, 진해, 지혈, 지한약, 옥쇄단
- 확인시험 | 가루 0.5g을 물 10ml로 온침한 여액에 $FeCl_3$ 시액을 넣을 때 남색을 나타낸다(tannin).
- 관련생약 | 몰식자(Galla Halepensis)

아편가루 | Pulvis Opii

- 기　　원 | 양귀비(앵속)(*Papaver somniferum*)의 미숙과실의 과피에 상처를 내어 얻은 유액이 말라서 굳은 아편을 가루로 한 것 또는 여기에 전분 또는 유당을 넣은 것
- 소속과명 | 양귀비과(Papaveraceae)
- 성　　상 | 황갈색-어두운 갈색의 가루, 특이한 냄새가 있고 맛은 매우 씀
- 함유성분 | · alkaloid
  · phenanthrene alkaloid: morphine, codein, thebaine
  · isoquinoline alkaloid: papaverine, narcotine
  · 기타: meconic acid
- 약　　리 | · 진통작용: morphine
  · 진경작용: papaverine
  · 진해작용: codein, narcotine
- 임상응용 | 진통, 진정, 진경, 지사약
- 확인시험 | Dragendorff 시액: alkaloid

큐라레 | Curare

- 기　　원 | *Chondodendron tomentosum*의 수피에서 얻은 수성엑스
- 소속과명 | 댕댕이덩굴과(Menipermaceae)
- 함유성분 | bisbenzyltetrahydroisoquinoline alkaloid: (+)-tubocurarine
- 약　　리 | 말초성 골격근 이완작용: tubocurarine
- 임상응용 | 말초성근이완약

11 은화식물류 생약(Cryptogamia)

건조효모 | Saccharomyces Siccatum

- 기　　원 | *Saccharomyces*에 속하는 효모의 균체를 건조하여 가루로 한 것
- 함유성분 | · 함질소화합물: 단백질, 아미노산, RNA, DNA, 각종효소
  · 당질: glycogen, 점액성다당류, pentosan
  · 비타민류: 비타민 B_1, B_2, B_6, B_{12}, nicotinic acid,
- 약　　리 | · 영양보급, 대사기능촉진, 식용증진, 정장
- 임상응용 | 비타민B 복합체, 단백질등 영영분 보급제, 식욕부진, 위장장애

골쇄보 | Drynariae Rhizoma

- 기　　원 | 곡궐(*Drynaria fortunei*)의 뿌리줄기
- 소속과명 | 고란초과(Polypodiaceae)
- 함유성분 | Flavonoid: epiafzelechin, naringin 등
- 약　　리 | 진통작용, 강근골작용(골형성촉진작용) 등
- 임상응용 | 접골, 지통, 구어혈, 소염, 강장약

동충하초 | Cordyceps

- 기　　원 | 동충하초균[*Cordyceps sinensis*(맥각균과 Hypocreaceae)]이 박쥐나방과 (Hepialidae) *Hepialus armoricanus*의 유충에서 기생하여 자란 자실체와 유충의 몸체
- 함유성분 | · Nucleic acid 유도체: adenine, adenosine, cordycepin 등
  · Steroid, 다당류, 단백질 등
- 약　　리 | ·강장작용, 면역조절 작용, 항종양 작용, 혈중 콜레스테롤 저하작용, 혈압강하 작용, 혈관확장 작용, 혈당강하 작용, 세포보호작용 등
- 임상응용 | 강장, 진정, 진해약

맥각 | Ergota, Secale Cornutum

• 기　　원 | 호밀(*Secale cereale*) 및 기타 벼과식물(*Hordeum vulgare* var. *hexastichon*, *Triticum aestivum*)(벼과 Gramineae)의 자방에 맥각균(*Claviceps purpurea*)(맥각균과 Hypocreaceae)이 기생하여 생긴 균핵(sclerotium)

• 함유성분 | · Ergot alkaloid: d-lysergic acid, lycergic acid amide(ergine), lysergic acid diethylamide(LSD, 향정신성의약품),

· 수용성 alkaloid(amide alkaloid)

· ergometrine(ergonovine, ergobasine) 등,

· 비수용성 alkaloid(peptide alkaloid)

· ergotamine계, ergoxine계, ergotoxine계

• 약　　리 | · 자궁수축작용: ergometrine (ergonovine, ergobasine)

· 말초혈관 평활근 수축작용(편두통치료)-ergotamine

• 임상응용 | 산과에서 진통촉진, 자궁출혈(지혈제)에 사용

• 확인시험 | p-dimethylaminobenzaldehyde·HCl(Ehrilich시약, Wasicky시약)에 청색을 나타냄

복령 | Hoelen

• 기　　원 | 복령균(*Poria cocos*)의 균핵으로 바깥층의 거의 제거한 것

• 소속과명 | 잔나비걸상과(Polyporaceae)

• 내부구조 | 백색으로 조금 점액성

• 함유성분 | · 다당체: pachyman, heteropolysaccharide 등

· Triterpenoid: pachymic acid, eburicoic acid 등

- 약　　리 | · 이뇨작용-물추출물
  · 항염증
  · 자양강장, 진정
  · 항암작용
- 임상응용 | 건위, 이뇨, 진정약
- 확인시험 | Lieberman-Burchard 반응
- 관련생약 | 복신(Hoelen Cum Radix): 진정작용

영지 | Ganoderma

- 기　　원 | 영지(*Ganoderma ludicum*)의 자실체
- 소속과명 | 잔나비걸상과(Polyporaceae)
- 내부구조 | 옻칠과 같은 광택이 있는 콩팥모양의 삿갓
- 함유성분 | · Triterpene: ganoderic acid A-T 등
  · Polysaccharide 등
- 약　　리 | · 항종양작용
  · 심혈관계 작용
  · 면역계에 대한 작용
  · 항바이러스 작용
  · 세포보호, 혈당강하, 진통작용
- 임상응용 | 강장, 진정약, 기침 등 만성질환에 사용
- 확인시험 | Lieberman-Burchard 반응

저령 | Polyporus

- 기 원 | 저령(*Polyporus umbellatus*)의 균핵
- 소속과명 | 잔나비걸상과(Polyporaceae)
- 내부구조 | 꺾은 면은 연한 코르크 모양, 안쪽에는 백색의 얼룩
- 함유성분 | · sterol: ergosterol 등
  · 다당체: glucan 등
- 약 리 | · 이뇨, 혈압강하작용
  · 항종양 작용
  · 발모촉진, 항세균작용 등
- 임상응용 | 이뇨, 소염, 해열
- 확인시험 | Lieberman-Burchard 반응

한천 | Agar

- 기 원 | 우뭇가사리(*Gelidium amansii*)에서 얻은 점액을 동결 탈수, 건조한 것
- 소속과명 | 우뭇가사리과(Gelidiaceae)
- 내부구조 | 반투명 백색으로 사면주체, 선상 또는 인편상의 가는 조각
- 함유성분 | polysaccharide: agarose, agaropectin
- 약 리 | ·팽창성 하제로의 작용
- 임상응용 | 점활제, 환하약

12 동물류 생약(Animalis)

간유 | Oleum Jecoris

- 기　　원 | 대구(*Gadus macrocephalus*) 또는 명태 (*Theragra chalcogramma*)의 신선한 간장 또는 유문수에서 얻은 지방유로 냉각과정을 통해 석출되는 고형의 납(wax)를 제거한 것
- 소속과명 | 대구어과(Gadidae)
- 함유성분 | · fatty acid: palmitic acid, oleic acid, stearic acid 등
  · retonol(vitamin A), cholecaciferol (vitamin D_3)
- 약　　리 | · vitamin A, D 결핍증 예방·치료
  · 구루병, 각막연화증, 골경화증, 야맹증, 빈혈, 영양장애 치료
- 임상응용 | vitamin A, D 결핍증 예방·치료, 자양제
- 확인시험 | Carr-Price 반응: 0.1g에 $CHCl_3$ 10ml를 넣어 녹이고 이액 1ml를 취하여 삼염화안티몬 ($SbCl_3$) 시액 3ml를 넣을 때 곧 청색으로 되지만 이 색은 빠르게 퇴색한다 (vitamin A)

꿀 | Mel

- 기　　원 | 양꿀벌(*Apis mellifera*, 꿀벌과 Apidae) 또는 동양꿀벌(*A. indica*, 꿀벌과 Apidae)이 벌집에 모은 감미물을 채취한 것
- 함유성분 | · 당류: invertose, sucrose, maltose 등
  · 아미노산: lysine, histidine, arginine, aspartic acid 등
  · 기타: acetylcholine, flavonoid 등

• 약　　리 | · 항미생물작용

· 상처치유작용

• 임상응용 | 영양제, 감미료

• 확인시험 | (1) 산(酸): 10.0g에 물 50ml를 섞은 다음 1mol/lKOH으로 중화하였을 때 그 소비량은 0.5ml이하이다(지시약: 페놀프탈레인시액 2방울).

(2) 황산염: 1.0g에 물 2.0ml를 섞은 다음 여과한 여액에 $BaCl_2$시액 2방울을 넣을 때 곧 변하지 않는다.

(3) 암모니아정색물: 1.0g에 2.0ml를 섞은 다음 여과한 여액에 NH_4OH시액 2 ml를 넣을 때 액은 곧 변색하지 않는다.

(4) resorcin

· 정색물: 5.0g에 ether 15ml를 넣고 흔들어 섞은 다음 여과한다. 여과한 ether 용액을 상온에서 증발하고 그 잔류물에 resorcin 시액 1~2 방울을 넣을 때 잔류물 및 용액은 황적색을 나타내는 일이 있더라도 1시간 이상 지속되는 적색~적자색을 나타내지 않는다.

(5) 전분 및 덱스트린

가) 7.5g에 물 15ml를 넣어 흔들어 섞은 다음 수욕상에서 가온하여 여기에 탄닌산시액 0.5ml를 넣고 식힌 다음 여과한 여액 1.0ml에 염산 2방울을 넣은 무수에탄올 1.0ml를 넣을 때 용액은 혼탁되지 않는다.

나) 2.0g에 물 10ml를 넣고 수욕중에서 가온한 다음 섞어 식히고 이 용액 1.0ml에 요오드시액 1방울을 넣고 흔들어 섞었을 때 용액은 청색, 녹색 또는 적갈색을 나타내지 않는다.

녹용 | Cervi Parvum Cornu

• 기　　원 | 사슴(*Cervus nippon*), 또는 큰사슴(*Cervus elaphus*) 등의 구각(舊角)이

봄에 탈락된 뒤 새로 나오는 골질화되지 않은 어린 뿔

- 소속과명 | 사슴과(Cervidae)
- 내부구조 | 절단면은 백색, 또는 적갈색으로 많은 작은 구멍이 있음
- 함유성분 | · Lysophosphatidylcholine(LPC), collagen 등
- 약　　리 | · 발육촉진, 강장
  · 조혈작용
  · 강심작용
- 임상응용 | 강장, 보혈, 강심, 흥분, 자율신경실조증
- 확인시험 | 가루를 물에 넣고 수욕 중 가열하여 식힌 다음 여과액에 대하여 ninhydrin 용액을 넣고 끓이면 남자색을 나타냄(amino acid). 또 여액에 10% NaOH 용액을 넣고 섞은 후 0.5% $CuSO_4$ 용액을 떨어뜨리면 남자색을 나타냄(peptide)
- 관련생약 | · 녹각(Cervi Cornu): 사슴(매화록), 또는 큰사슴(마록) 등의 골질화된 뿔
  · 녹각교(Cervi Cornu Colla): 녹각을 절단하여 물로 끓여 농축하여 만든 아교질 덩어리
  · 녹각상: 녹각교를 만들고 난 녹각의 골편

모려 | Ostreae Testa

- 기　　원 | 굴(*Ostrea gigas*)의 껍질
- 소속과명 | 조개과(Ostreidae)
- 함유성분 | · 탄산칼슘, 인산칼슘, 규산염
- 약　　리 | · 제산작용
  · 진정작용
- 임상응용 | 골다공증. 진정 및 정신불안
- 확인시험 | 가루에 묽은 염산을 넣고 가열하여 녹이면 가스를 발생시키면서 엷은 적

색을 띤 혼탁 침전물이 생김. 이 혼탁액을 여과한 다음 암모니아 시액으로 중화한 용액은 칼슘염의 정성반응을 나타냄. 또한 이 가루를 가열할 때 처음에는 흑갈색으로 변하면서 특이한 냄새를 내다가 강열을 계속하면 거의 백색으로 변화(미량의 유기물).

백강잠 | Bombycis Corpus

- 기　　원 | 누에(*Bombyx mori*)의 유충이 백강병균의 감염에 의해 백강병으로 경직사한 충체
- 소속과명 | 누에과(Bombycidae)
- 함유성분 | · phospholipid, sphingolipid
- 약　　리 | · 진경작용(소아의 경간)
  · 해열, 진해, 거담, 진정
- 임상응용 | 진경, 진통
- 확인시험 | 가루에 에탄올을 넣어 수욕상 가열한 다음 추출액을 증발농축하고 빙초산을 넣어 용해시키고 기벽을 따라 황산 1방울을 서서히 넣으면 접계면은 홍색~자색을 거쳐 오록색을 나타낸다.

사향 | Moschus, Musk

- 기　　원 | 사향노루(*Moschus moschiferus*) 수컷의 사향선 분비물을 건조한 것
- 소속과명 | 사슴과(Cervidae)
- 산　　지 | 네팔, 인도, 중국 남부와 중부의 산악지대

- 성 상 | 흑갈색 알맹이처럼 된 것[당문자: 배 (梨)씨]이 섞여 있으며, 특이한 방향과 맛이 있고 뒷맛이 쓰다.
- 함유성분 | · 향기 성분: muscone (0.5～2%, 3-methylcyclopentadecanone), muscopyridine
- 약 리 | · 중추신경흥분작용, 항염증작용
  · 자궁의 자발적운동증가, 진통작용, 남성호르몬유사작용
- 임상응용 | 흥분, 강심, 강장, 진정, 진경, 배농, 해독약
- 유사생약 | 영묘향(Civer, Zivet), 해리향(*Castor fiber*), 사향쥐(*Fiber zibethius*), 인조사향 (Artificial musk): 합성품, 화학적으로는 전혀 다름.

섬수 | Bufonis Venenum, toad venom

- 기 원 | 중국두꺼비(*Bufo bufo gargarizans*) 독선(毒腺)의 분비물을 모은 것
- 소속과명 | 두꺼비과(Bufonidae)
- 성 상 | 냄새는 없고 맛은 처음에는 쓰고 자극성, 나중에는 지속성의 마비감
- 함유성분 | · Bufadienolide계 강심 steroid: bufalin, bufotalin, bufotoxin
  · Cardenolide계 강심 steroid: digitoxigenin
  · Indole alkaloid: bufotenine

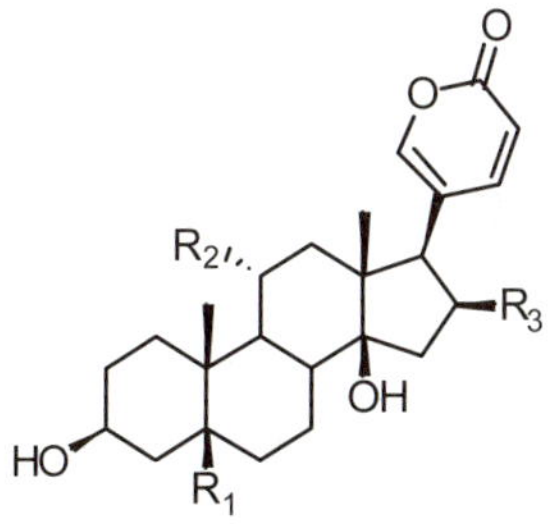

bufalin, R_1=H, R_2=H, R_3=H
bufotalin, R_1=H, R_2=H, R_3=OAc

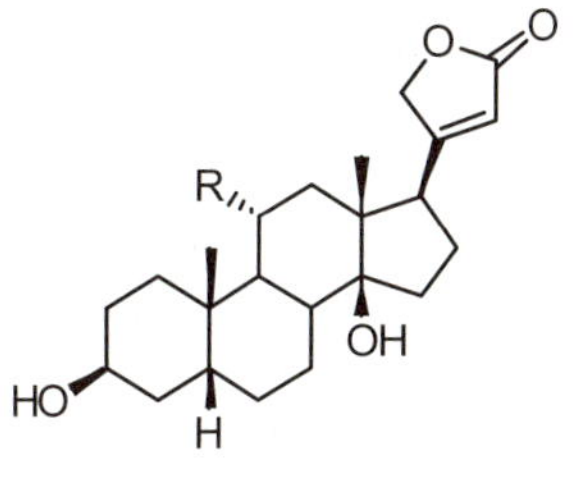

digitoxigenin, R=H

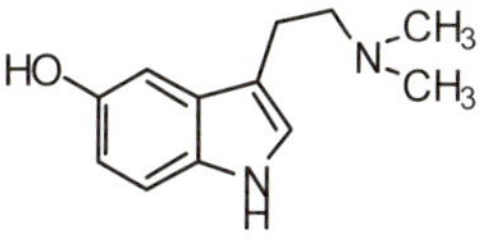

bufotenine

- 약　　리 | · 강심작용: bufadienolide류 성분의 digitalis glycoside류와 유사한 강심작용(Na^+, K^+-ATPase 억제 → 심근수축 및 확장력증가, 심부전증으로 인한 부종개선, 관상동맥확장작용)
  ※ digitalis 배당체보다 속효성, 축적작용은 적음
  · 국소마취작용: bufalin(cocaine보다 100배 이상 강함)
  · 환각작용: bufotenine
  · 이뇨작용: suberic acid(배당체)
  · 모세혈관 투과성 억제작용, 백혈구유주촉진작용, 혈전증개선작용
- 임상응용 | 강심 · 이뇨약(digitalis 배당체 휴약기에 투여). 진통, 지혈약, 강심약[구심(救心), 기응환(奇應丸)]의 제조원료
- 확인시험 | · Steroid 정색반응(Salkowski 반응, Liebermann-Buchard 반응)
  · 산성 추출액 + *p*-dimethylaminobenzaldehyde 시약 → bufotenine, bufotenidine로 인해 청색으로 발색

용골 | Fossilia ossis Mastodi

- 기　　원 | 큰 포유동물의 화석화된 뼈
- 함유성분 | $CaCO_3$(주성분), hydroxyapatite, SiO_2 (미량)
- 약　　리 | · 수렴, 항염증, 거담, 지혈, 진정작용
  · 시호가용골모려탕: 관상동맥이 굵어지면서 경직화되는 현상억제(rat)
- 응　　용 | 수렴성진정약. 심계항진, 정신불안, 불면, 유정 등에 모려와 함께 처방
- 확인시험 | 가루 0.5g + 묽은 염산 10ml → 가스발생, 엷은 갈색의 혼탁액

웅담 | Fel Ursi

- 기　　원 | 불곰(*Ursus arctos*) 또는 그 밖의 근연동물의 담즙을 말린 것
- 소속과명 | 곰과(Ursidae)
- 내부구조 | 깨어진 면은 유리알 같은 광택이 있으며 습윤되어 있지 않음
- 함유성분 | · bile acid: tauro-ursodeoxycholic acid, chenodeoxycholic acid, cholic acid
  · 기타: cholesterol, bilirubin, taurine 등
- 약　　리 | · 이담작용: deoxycholate > ursodeoxycholate > chenodeoxycholate
  · 진경 · 진정작용: tauro-ursodeoxycholic acid, ursodeoxycholic acid
- 임상응용 | 고미건위, 진통, 진경, 이담, 소염, 해열약으로 위통, 설사, 황달, 장내기생충에 의한 복통 등
- 확인시험 | ·Petroleum ether 추출액을 제거한 잔류물 + HCl + Ac_2O + $CHCl_3$ → 세게 흔들어 섞은 다음 여과 → 여액 + H_2SO_4 → 적색 → 적갈색

정제쉘락 | Lacca Depurata

- 기　　원 | 개각충(*Laccifera lacca* = *Coccus lacca*)의 수충의 분비물을 정제하여 얻은 수지상의 물질
- 소속과명 | 깍지벌레과(Coccidae)
- 함유성분 | · pigment: laccaic acid A, B
  · resin
- 임상응용 | 정제, 환제, 베렛트제의 enteric coating제, 연고, 경고의 경도조절제

젤라틴 | Gelatinum

- 기　　원 | 동물의 뼈, 피부, 인대, 건을 산 또는 알칼리 처리하여 얻은 조 collagen을 물로 가열 추출하여 제조함.
- 성　　상 | · 무색 또는 흰색-엷은 황갈색으로 냄새 맛은 없음.
  · 열탕에 잘 녹음, 물에 녹지 않으나 천천히 연화하여 물을 흡수함.
- 제　　법 | · 소의 가죽과 뼈를 주로 사용함.
  · 단백질, 지방 제거 후 황산 또는 염산으로 중화한 후 추출함.
- 함유성분 | · 단백질: glutin(proline 50%, tryptophan은 없음)
- 약　　리 | · 지혈작용: 혈액응고 촉진 (정맥투여, 국소적용)
  · 약물의 보조제: 약물의 흡수지연(epinephrine, heparine)
  · 적혈구증가작용
- 임상응용 | 기제, 유화제, 지혈제, 보혈제
- 금기사항 | 음식물을 소화하지 못할 때는 사용하지 않음
- 확인시험 | 삼산화크롬, 피크린산 시액을 수용액에 적가-침전
  탄닌산 시액을 수용액에 적가-혼탁
- 주의 및 부작용 | gelatin allergy(드물게 나타남)
- 관련생약 | 정제젤라틴(Gelatinum Purificatum, purified gelatin)

지룡 | Lumbricus

- 기　　원 | 지렁이(*Pericaeta communissima*) 및 *Lumbricus* 속 동물의 체내 내용물을 제거한 몸체
- 소속과명 | 지렁이과(Megascolecidae), 낚시지렁이과(Lumbricidae)

- 성　　상 | · 구부러진 긴 원주형 길이 10-15cm, 너비 5-8mm
  · 등면: 어두운 갈색, 배면-엷은 적색, 환절, 환열
- 함유성분 | · hypoxanthine, rivoflavin, lumbritin, terrestro-lumbrilysin lumbrofebrin 등
- 약　　리 | · 해열작용: lumbrofebrin, 물추출물
  · 혈압강하작용: 에탄올추출물
  · 기관지확장작용: 질소함유화합물
  · 진정작용, 항경련작용: 열탕추출물, 알코올추출물
  · 용혈작용: lumbritin
- 임상응용 | 해열, 진경, 이뇨, 해독
- 금기사항 | 황달 또는 결핵증상이 있거나 비위가 허약한 경우에 사용하지 않음

13 유지류 생약(Olea Pingua)

경화유 | Oleum Hydrogenatum

- 기　　원 | 어유, 고래기름 및 동물성 또는 식물성 지방유에 수소를 첨가함
- 성　　상 | · 백색의 덩어리
  · Et_2O, $CHCl_3$, benzene: 잘 녹음
  · EtOH, 물: 잘 녹지 않음
- 임상응용 | 연고기제, 비누원료

낙화생유 | Oleum Arachidis

- 기　　원 | 땅콩(*Arachis hypogaea*)의 씨를 압착하여 얻은 지방유
- 소속과명 | 콩과(Fabaceae)
- 함유성분 | oleic acid 53～71%, linoleic acid 13～27%, arachidonic acid 2～4%, palmitic acid 6～9%, stearic acid 3～6% 등
- 임상응용 | 연고, 경고, 리나멘트 등의 제제용 기제
- 확인시험 | 기름에 NaOH 가하여 가수분해, 지방산 유리시킨 것에 $Pb(Ac)_2$ 가하여 지방산의 납염으로 침전. 이 침전에 HCl 가하여 유리시킨 지방산을 90% 에탄올로 재결정 시킨 후 융점 측정(융점은 73～76℃, Bernard 반응)

동백유 | Oleum Camelliae

- 기　　원 | 동백나무(*Camellia japonica*)의 씨껍질을 벗긴 씨에서 얻은 지방유
- 소속과명 | 차나무과(Theaceae)
- 함유성분 | oleic acid 계의 지방유로 그 triglyceride는 oleic acid 85.6～89.4%, linoleic acid 1.3～2.9%, 포화지방산 9.1～11.5% 함유
- 약　　리 | ·TPA로 유도한 귀의 염증 경감: triterpene alcohol류
- 임상응용 | 연고, 경고, 리나멘트 등의 제제용 기제
- 확인시험 | 동백유에 HNO_3-H_2SO_4-H_2O(1:1:1) 혼합액을 가하면 접계면은 청색을 띈 녹색을 나타냄(Bieber 반응).

면실유 | Oleum Gossypii

- 기 원 | 흰꽃목화(*Gossypium herbaceum*) 및 분홍꽃목화(*G. barbadense*) 의 씨를 압착하여 얻은 지방유
- 소속과명 | 아욱과(Malvaceae)
- 함유성분 | · sesquiterpene dimer: (+),(-)-gossypol, 6-methoxygossypol, 6,6'-dimethoxygossypol
  · 지방산: sterculic acid 등
- 약 리 | · gossypol작용(피임작용): gossypol
  · 항바이러스작용: gossypol
  · 항암작용: gossypol
- 확인시험 | 면실유, amylalcohol, 유황의 CS_2용액(1%) 각각 2ml씩 시험관에 취하고 수욕상 20분간 가열하면 홍색으로 변색(함유성분sterculic acid 확인, Halphen 반응)

야자유 | Oleum Cocois

- 기 원 | 야자(*Cocus uncifera* L.)의 씨에서 얻은 지방유
- 소속과명 | 야자과(Palmae)
- 내부구조 | 흰색 내지 엷은 황색의 덩어리 또는 무색 내지 엷은 황색의 맑은 기름. 15°C 이하에서 응고하여 단단하고 부서지기 쉬운 덩어리로 된다.
- 함유성분 | 지방산: lauric acid, myristic acid, palmitic acid, capric acid, caprylic acid, oleic acid, caproic acid, stearic acid, arachic acid, linoleic acid 등
- 약 리 | 콜레스테롤 감소

- 임상응용 | 연고기제, 라우린지(Sevum Laurinum)이나 비누의 제조원료
- 관련생약 | 라우린지(Sevum Laurinum, Laurin butter)

옥수수기름 | Oleum Maydis

- 기　　원 | 옥수수(*Zea mays* L.)의 배아에서 얻은 지방유
- 소속과명 | 벼과(Gramineae)
- 내부구조 | 엷은 황색의 맑은 기름
- 함유성분 | 지방산: Oleic acid, linoleic acid, palmitic acid, stearic acid
- 임상응용 | 연고, 경고, 리니멘트 등의 제제용 기제, 식용

올리브유 | Oleum Olivae

- 기　　원 | 올리브나무(*Olea europaea* L.)의 익은 과실을 압착해서 얻은 지방유
- 소속과명 | 물푸레나무과(Oleaceae)
- 내부구조 | 미황색 또는 연한 녹색을 띤 황색의 액체상 기름으로 10°C 이하에서 응고가 시작되고 0°C에서 흰색의 과립형 물질로 변한다.
- 함유성분 | · 지방산: palmitic acid, oleic acid, linoleic acid 등
  · phenolic compound: hydroxytyrosol, tyrosol
  · lignan: (+)-hydroxypinoresinol, africanal, (+)-1-acetoxypinoresinol-4'-β-D-glucoside, (-)-olivil, (+)-cycloolivil 등
  · coumarin: esculetin, esculin
  · Iridoid: oleuropein, demethyloleuropein, oleuroside, verbascoside,

ligstroside, cornoside

· flavonoid: rutin, apigenin, luteolin 7-glucoside, apigenin 7-O-β-D-glucoside등

· triterpenoid: oleanolic acid, ursolic acid, erythrodiol, uvaol, maslinic acid 등

- 약　　리 | 항산화작용(hydroxytyrosol, oleuropein)
- 임상응용 | 의약품의 유제, 연고, 리니멘트제, 관장제, 화장품, 비누 등의 제조원료, 식용

참기름 | Oleum Sesami

- 기　　원 | 참깨(*Sesamum indicum*)의 씨를 압착하여 얻은 지방유
- 소속과명 | 참깨과(Pedaliaceae)
- 함유성분 | · fatty acid: oleic acid, linoleic acid
  · lignan: sesamin, sesamolin
- 약　　리 | 간과 신장의 지방과산화 억제: sesamolin
- 확인시험 | Baudouin 반응
- 임상응용 | 연고, 경고, 리니멘트제의 제제용, 식용
- 관련생약 | 흑지마 (Sesami Semen)

채종유 | Oleum Rapae

- 기　　원 | 유채(*Brassica campestris subsp. napus*)의 씨에서 얻은 지방유
- 소속과명 | 십자화과 (Cruciferae)

• 성　　분 | fatty acid: elucic acid, oleic acid, linoleic acid
• 임상응용 | 연고, 경고, 리니멘트제 등의 제제용 기제

콩기름 | Oleum Sojae

• 기　　원 | 콩(*Glycine max*)의 씨에서 얻은 지방유
• 소속과명 | 콩과(Leguminosae)
• 성　　분 | fatty acid: oleic acid, linolic acid, linoleic acid
• 약　　리 | 자극완화, 궤양 및 창상 보호
• 임상응용 | 연고, 경고, 리니멘트제 기제, 화장품의 제조 원료

피마자유 | Oleum Ricini

• 기　　원 | 아주까리(*Ricinus communis* L.)의 씨를 압착하여 얻은 지방유
• 소속과명 | 대극과(Euphorbiaceae)
• 내부구조 | · 무색~엷은 황색의 맑은 점성의 기름.
· 무수 EtOH 또는 Et_2O와 섞임.
· EtOH에 잘 녹으며 물에는 거의 녹지 않음.
· 0℃로 식힐 때 점성이 증가하고 천천히 혼탁함.
• 함유성분 | ricinoleic acid, ricinoleic acid, linoleic acid, palmitic acid, stearic acid, ricin (독성단백질), α-ricinine(alkaloid)
• 약　　리 | · 준하작용
· 항진균작용: ricinoleic acid

- 임상응용 | 준하약, 항진균약, 피부완화약(외용), 인쇄용 잉크, 비행기 엔진윤활유, undecylenic acid(항진균제) 제조원료
- 확인시험 | 약 3g에 KOH 1g을 넣고 조심하여 가열, 융해할 때 특이한 냄새이 융해물에 물 30ml를 넣어 녹인 다음 과량의 MgO를 넣어 여과한 여액에 HCl을 넣어 산성으로 할 때 흰색의 결정 석출(sebacic acid).
- 관련생약 | 가향피마자유(Aromatic Castor Oil)

돈지 | Adeps Suillus

- 기 원 | 돼지(*Sus scrofa var. domesticus* Gray)의 지방
- 소속과명 | 멧돼지과(Suidae)
- 내부구조 | 백색의 연하고 부드러운 덩어리로 약간의 특이한 냄새가 있고 맛은 완화.
- 함유성분 | · 지방: β-palmito-diolein (약 50%),
  · 지방산: oleic acid(41～51%), palmitic acid(20～28%), linoleic acid(2～15%), myristic aicd(1～4%) 등.
  · 채유부위와 사료 등에 따라 지방산의 조성은 현저하게 달라짐.
- 임상응용 | 연고, 리니멘트제의 기제, 유성 주사제의 용제, 식용, 공업용(비누, 윤활유 등)
- 확인시험 | (1) 수분 및 착색도: 무색～연한 황색
  (2) 알칼리: phenolphthalein 시약에 무색
  (3) 염화물 : $AgNO_3$ 시액을 적가할 때 비교액인 0.01N-HCl 1.0ml in EtOH보다 탁도가 높아서는 안됨.
  (4) 우지: 5g을 Et_2O에 녹이고 마개를 하여 20℃에서 18시간 방치 후 석출하는 결정을 EtOH에 담가 200배 현미경으로 볼 때, 마름모꼴의 판상 결정은 있어도 주상 또는 침상의 결정이 부채꼴 모양으로 모인 것은 없음.

우지 | Sevum Bovinum

- 기　　원 | 소(*Bos taurus var, domesticus* Gmelin)의 신선한 지방 조직에 물을 넣고 가열용출시켜 정제하여 얻은 지방
- 소속과명 | 소과 (Bocidae)
- 내부구조 | · 배색의 균질성 덩어리로 특이한 냄새가 있고 부드러운 맛
  · 저온에서는 고체이고 30°C 이상이면 연화
  · EtOH에 녹지 않고, Et_2O, $CHCl_3$에 잘 녹는다. 물에는 거의 불용
- 함유성분 | · 지방산: oleic acid, palmitic acid, stearic acid
  · 체유부위, 사료 등에 따라 달라짐
- 임상응용 | 연고, 경고의 기제, 비누 원료, 식용
- 확인시험 | 수분 및 착색도, 알칼리 및 염화물에 대해 돈지항과 같이 규정

카카오지 | Oleum Cacao

- 기　　원 | 카카오나무(*Theobroma cacao*)의 씨에서 얻은 지방 과실을 깨고 종자를 모아 발효시켜 생산함
- 소속과명 | 벽오동과(Sterculiaceae)
- 함유성분 | oleic acid, stearic acid, palmitic acid 등
- 임상응용 | 좌제의 기제, 제과용

정제 라놀린 | Adeps Lanae Purificatus

- 기　　원 | 양(*Ovis aries*)의 털에서 얻은 지방 모양의 물질을 정제한 것
- 소속과명 | 소과(Bovidae)
- 함유성분 | 고급 알코올과 고급 지방산의 ester, cholesterol 등
- 임상응용 | 연고 및 안연고의 기초제, 화장품 및 비누의 배합제
- 확인시험 | Salkowski 반응(농황산과 반응: 접계면-적갈색, 황산층-녹색형광)
- 관련생약 | 가수라놀린(Adeps Lanae Hydrosus)-치과용 파라포름파스타 원료

카르나우바납 | Cera Carnauba

- 기　　원 | 카르나우바야자나무(*Copernicia cerifera*)의 잎에서 얻은 납
- 소속과명 | 야자과(Palmae)
- 함유성분 | wax: myricyl cerotinate 등
- 임상응용 | 정제의 방습피포제, 광택제, 연고와 경고의 기제

황납 | Cera Flava

- 기　　원 | 동양꿀벌(*Apis indica*), 서양꿀벌(*A.mellifera*)등의 꿀벌의 집에서 얻은 납을 정제한 것
- 소속과명 | 꿀벌과(Apidae)

• 임상응용 | 연고, 경고, 좌제, 유납제, 화장품의 기초제
• 관력생약 | 백납(Cera Alba) – 황납을 표백한 것으로 주로 화장품과 의약품에 사용

14 식물정유류 생약(Olea Aetherea)

박하유 | Oleum Menthae Japonicae

• 기 원 | 박하(*Mentha arvensis* var. *piperascens*) 또는 종간잡종의 지상부를 수증기 증류하고 냉각한 후 고형분을 제거하여 얻은 정유
• 소속과명 | 꿀풀과(Labiatae)
• 함유성분 | 정유(monoterpene): (–)menthol
• 임상응용 | 방향성건위약, 국소자극약(근육통, 신경통)
• 관련생약 | 녹박하유(Oleum Menthae Viridis, Spearmint oil): 녹박하로부터 얻은 정유, (–)-carvone이 주성분(menthol 함유하지 않음)

오렌지유 | Oleum Aurantii

• 기 원 | 식용 *Citrus* 속 식물의 과피를 냉압하여 얻은 정유
• 소속과명 | 산초나무과(Rutaceae)
• 함유성분 | 정유(monoterpene): (+)limonene
• 약 리 | 항암작용: (+)-limonene
• 임상응용 | 부향료(청량음료, 화장품)

유칼리유 (Oleum Eucalypti)

- 기 원 | 유칼리나무(*Eucalyptus globulus*)의 잎을 수증기로 증류해 얻은 정유
- 소속과명 | 정향나무과 (Myrtaceae)
- 내부구조 | 무색~담황색의 투명한 액, 특이한 방향, 청량감
- 함유성분 | 정유: cineole, *p*-cymene, terpineol, cuminal, pinene
- 약 리 | · 거담
  · 진통, 항염증
  · 방부, 살충
  · 기타: 당뇨, 피부암
- 임상응용 | 소염, 방부, 거담, 함수제, 방충, 향료
- 확인시험 | Phosphoric acid 넣고 흔든 후 방치하면 굳어짐(cineole phospate)

장뇌 | Camphorum

- 기 원 | 녹나무(*Cinnamomum camphora*)의 목부가지 절단, 수증기로 증류
- 소속과명 | 녹나무과(Lauraceae)
- 내부구조 | 무색 또는 반투명의 가는 입자. 특이한 방향. 약간 쓰고 시원한 맛
- 함유성분 | · 정유: *d*-camphor, α-pinene, camphene, phellandren, 1,8-cineole,
  · safrol
- 약 리 | · 국소자극, 방부, 중추신경흥분: *d*-camphor
- 임상응용 | 주사약으로 호흡중추나 혈관중추 심장흥분, 외용약으로 신경통, 타박상, 피부병, 가글제, 관장약, 흡입약
- 관련생약 | 장목(Cinnamomi Camphorae Lignum): 방취, 방충, 소독, 향료 등

정향유 | Oleum Caryophylli

- 기　　원 | 정향나무 (*Syzygium aromaticum* = *Eugenia caryophyllata*)의 꽃봉오리 또는 잎을 수증기 증류
- 소속과명 | 정향나무과 (Myrtaceae)
- 내부구조 | 무색~엷은 황갈색의 맑은 액. 특이한 방향
- 함유성분 | · 정유: eugenol
  · Phenylpropanoid: eugenol, acetyleugenol, chavicol, eugenol, salicylate
  · Sesquiterpenoid: caryophyllene, humulene
  · Triterpenoid: oleanolic acid
  · Chromone glycoside: biflorin, isobiflorin, eugenoside
  · Tannin: eugeniin, 1-desgalloyleugeniin, syzyginin, tellimagrandin
  · Alkaloid: higenamine
  · Flavonoid: rhamnetin, kaempferol, myricetin, rhamnocitrin
- 약　　리 | · 건위: eugenol, acetyleugenol
  · 항세균, 항진균, 항바이러스: eugenol, tellimagrandin
  · 항염, 항암: eugenol
  · 살충: eugenol, acetyleugenol, isoeugenol, methyleugenol
  · 간질치료
  · 기타: 혈소판응집저해, 중추신경억제(eugenol), 향료
- 임상응용 | 방향성 건위약으로 소화불량, 급만성위장염, 구토, 설사에 사용. 기타 항균, 살균, 방부, 국소마취, 진통, 향료(구강청정제, 치약)
- 확인시험 | 1) $Ca(OH)_2$ 넣고 세게 흔들면 솜모양 침전(백색~엷은 황색)
  2) EtOH 넣고 $FeCl_3$ 시액 넣으면 녹색

테레빈유 | Oleum Terebinthinae

- 기 원 | 소나무속(*Pinus*)식물의 재 또는 발삼(balsam)을 수증기 증류하여 얻은 정유
- 소속과명 | 소나무과 Pinaceae
- 함유성분 | a, b-pinene
- 약 리 | 충혈/발적 작용 (국소적용)
- 임상응용 | 피부자극약, 인적약으로 류머티스 신경통, 개선 등

15 탄수화물류 생약(Carbohydrate)

아라비아고무 | Gummi Arabicum

- 기 원 | 아리비아고무나무(*Acacia senegal* Willd.) 또는 기타 동속식물의 줄기 및 가지에서 얻은 분비물
- 소속과명 | 콩과 Leguminosae
- 함유성분 | 다당류인 arabic acid
- 약 리 | 점막의 염증완화, 피부염, 피부질환
- 임상응용 | 물에 녹지 않는 약품의 유화제

탈지면 | Gossypium Absorbens

- 기　　원 | 목화(*Gossypium herbaceum* L.) 또는 동속식물의 종자의 털을 탈지하고 표백한 것
- 소속과명 | 아욱과 Malvaceae
- 임상응용 | 위생재료

16 광물류 생약(Metallim)

석고 | Gypsum Fibrosum

- 기　　원 | 천연의 함수황산칼슘($CaSO_4 \cdot 2H_2O$), 섬유석고
- 성　　상 | 광택 있는 흰색의 무거운 섬유상 결정덩어리로 침상-미세한 결정성 가루로 쉽게 부서짐. 무취, 무미, 물에 잘 안 녹음
- 함유성분 | $CaSO_4 \cdot 2H_2O$, 소량의 $CaSO_4$
- 약　　리 | 지갈
- 임상응용 | 해열, 진정, 지갈
- 확인시험 | 물에 녹인 후 여과한 여액은 칼슘염 정성반응, 황산염 정성반응 나타냄

주사 | Cinnabaris

- 기 원 | 육방정계의 진사의 광석으로 황화수은(HgS: 232.65) 96.0% 이상 함유
- 성 상 | 판상, 섬유상 또는 괴상으로 크기가 고르지 않은 덩어리, 과립 또는 가루로 광택이 있는 밝은 적색 또는 어두운 적색. 질은 무겁고 부스러지기 쉬우며 편상으로 된 것은 파쇄가 쉬움
- 함유성분 | 수은(Hg) 86.2%, 황(S) 13.8%, 유화수은(HgS)과 소량의 토질 및 유기물
- 약 리 | · 진정작용
  · 외용시 피부세균 성장 억제
- 임상응용 | 진정, 진통, 해독약으로 정신불안증, 불면증 등에 사용
- 확인시험 | · 가루에 HCl을 넣고 동편 위에서 마찰하면 은백색 광택 나타나고 가열시 색이 소실됨
  · 백금판상에서 가열하면 남색 불꽃 내면서 아황산 가스 발생
  · 왕수에 녹이면 수은염 특이 반응 및 황산반응 나타냄
- 주의 및 부작용 | 과량을 쓰거나 오랜 기간 복용하면 수은중독 생길 수 있음

천연규사알루미늄 | Aluminii Silicas Naturalis

- 기 원 | 산성백토에서 광물질 선별 후 정제하여 얻은 흰색 또는 약간 착색된 가루
- 성 상 | 무취, 무미. 물, EtOH, Et_2O에 거의 안 녹음. NaOH 용액을 넣어 가열하면 일부분 분해되어 녹으나 대부분은 녹지 않음
- 약 리 | · 위장관내 유해물질, 수분 및 점액 흡착제거
  · 점막에 보호피막 형성
- 임상응용 | 지사제

• 확인시험 | 알루미늄염 확인

카올린 | Kaolinum

• 기　　원 | 천연산의 함수 규산알루미늄

• 성　　상 | 흰색~흰색에 가까운 부서지기 쉬운 덩어리 또는 가루로 들어가고 간혹 덜 익은 씨가 들어있다.

• 약　　리 | · 흡착작용
· 내복용: 설사, 대장염, 이질, 콜레라에 적용
· 외용: 카올린파프로 하여 소염제로 사용

• 임상응용 | 소염제(카올린파프제), 약품의 부형제, 정제품은 화장품에 이용되며 공업적으로는 청정제, 여과제 탈색제로 사용

탈크 | Talcum

• 기　　원 | 천연의 함수규산마그네슘

• 성　　상 | 사방정계에 속하는 결정체로 대개는 입상(粒狀), 엽상(葉狀) 등을 이루고, 은회색, 청백색, 회록색, 황백색, 백색 등을 띠며, 진주와 같은 광택이 있음

• 성　　분 | 함수규산마그네슘 $3MgO \cdot 4SiO_2 \cdot H_2O$

• 약　　리 | 흡착작용과 수렴작용이 있어 장관을 보호하고 지사작용을 나타냄

• 임상응용 | 소염, 이뇨, 지갈(止渴)약으로 한방에서 구갈, 요빈삭, 배뇨통, 급성방광염 등에 사용

III 부 록

1 부위별 생약

1-1 식물 생약

1) 은화식물 생약류

생약명		약용부위	약효 · 용도
건조효모	Saccharomyces Siccatum	효모의 균체를 건조한 가루	영양공급, 식욕부진, 변비, 빈혈, 구루병예방
골쇄보	Drynariae Rhizoma	곡궐의 뿌리줄기	접골, 지통, 구어혈, 소염, 강장약
동충하초	Cordyceps	동충하초균이 Hepialus armoricanus의 유충에서 기생하여 자란 자실체와 유충의 몸체	강장, 진정, 진해약
맥각	Ergota	월동성균핵을 채취하여 미온에서 말린 것	자궁수축,산후자궁지혈
복령	Hoelen	외층을 거의 제거하여 말린 것	이뇨, 진정
영지	Ganoderma	영지의 자실체	강장, 진정약, 기침 등 만성질환

저령	Polyporus	저령의 균핵	이뇨, 소염, 해열
한천	Agar	우무가사리 또는 같은 속의 다른 조류에서 얻은 점액을 동결탈수하여 말린 것	미생물 배양 배지, 점활약, 완하제, 제과용

2) 목류 Lignum

생약명		약용부위	약효 · 용도
고목	Picrasmae Lignum	간지의 피부를 제거한 목부	고미건위, 살충, 피부세균 억제
귀전우	Euonymi Lignum Suberalatum	화살나무의 익상물을 채취하여 건조한 것	자궁출혈, 정체복통, 피부병, 대하, 심통, 암보조요법(민간약)
목통	Akebiae Cauilis	으름덩굴 또는 동속식물의 덩굴줄기	소염, 이뇨
소목	Caesalpiniae Lignum	소목의 심재	구어혈, 항염증, 통경, 진통약
조각자	Gleditsiae Spina	주엽나무의 가시	소염, 거담, 활혈, 배농, 살충약
조구등	Uncariae Ramulus et Uncus	화구등 및 동속 근연식물의 가시가 달린 어린 가지	해열, 진정, 진경약

3) 피류 Cortex

생약명		약용부위	약효 · 용도
계피	Cinnamomi Cortex	수피를 그대로 또는 주피를 다소 제거한 것	방향성건위, 교미, 가피유원료
두충	Eucommiae Cortex	두충의 수피	요슬동통, 신경통, 항고혈압, 강장약
목단피	Moutan Radicis Cortex	목단뿌리의 목부를 제거한 뿌리껍질	진경, 진통, 소염약
백선피	Dictamni Radicis Cortex	백선의 뿌리껍질	해열, 해독, 진통
상백피	Mori Cortex Radicis	뽕나무 또는 동속식물의 뿌리 껍질	소염, 이뇨, 진해약

오가피	Acanthopacis Cortex	뿌리, 줄기 및 가지의 껍질	강장약, 강근장골(强筋壯骨), 이수소종(利水消腫)
주목	Taxi Cortex	주목의 주피	이뇨, 통경, Taxol 은난소암, 유방암, 폐암에 사용
지골피	Lycill Radicis Cortex	구기자나무의 뿌리껍질	해열, 강장약
황백	Phellodebdri Cortex	황경나무 또는 같은 속 식물의 주피를 벗긴 수피	구미건위, 정장약, Berberine 제조원료
후박	Magnoliae Cortex	후박, 왕후박나무의 수피 또는 근피	건위, 정장, 이뇨약
해동피	Kalopanacis Cortex	엄나무의 수피	요통, 설사, 이질

4) 근경류 Rhizoma

생약명		약용부위	약효 · 용도
건강	Zingiberis Rhizoma	생강의 근경을 그대로 또는 주피를 제거하고 쪄서 말린것.	방향성 건위약, 교미약, 향신료
대산	Allii Bulbus	마늘의 인경	건위, 발한, 이뇨, 정장, 살균제
대황	Rhei Rhizoma	뿌리 줄기	대량: 대장성 하제약, 소량: 건위약, 소염진통
맥문동	Liliopis Tuber	맥문동 또는 동속식물의 뿌리 팽대부를 말린 것	자양, 진해
모근	Imperate Rhizoma	가는 뿌리 및 인편엽을 제거한 근경	소염, 이뇨, 지혈약
반하	Pinelliae Tuber	괴경의 외피를 제거한 덩이줄기	진토약
방기	Sinomeni Caulio et Rhizoma	덩굴성 줄기 및 뿌리 줄기	이뇨, 소염진통
백출	Atractylis Rhizoma Alba	근경을 그대로 혹은 껍질을 제거하여 말린 것	방향성건위, 이뇨약
창출	Atractylis Rhizoma	근경을 그대로 혹은 껍질을 제거하여 말린 것	방향성건위, 이뇨약
부자	Aconiti Tuber	괴근을 생석회를 묻혀서 말리거나 또는 세로로 쪼개서 소금에 절인 다음 쪄서 껍질	신경질환, 진통, 강심약

		을 벗긴 것	
산약	Dioscoreae Rhizoma	뿌리 줄기를 벗겨 그대로 또는 쪄서 말린 것	강장약, 면역증강
삼릉	Sparganii Rhizoma	매자기 또는 흑삼릉의 덩이뿌리	통경, 구어혈, 진통약 월경불통, 산후의 어혈로 인한 복통, 유즙불통
석창포	Acori Graminei Rhizoma	석창포의 뿌리줄기	진정, 진통, 건위약
스코폴리아 뿌리 (낭탕근)	Scopoliae Rhizoma	근경을 뿌리와 함께 말린 것	진경, 진통약, Atropine
승마	Cimicifugae Rhizoma	승마 또는 동속식물의 뿌리줄기	해열, 해독, 진통
절패모	Fritillariae Thunbergii Bulbus	절패모를 석회수에 담갔다가 햇빛에 건조시켜 약효증대 시킨 것 또는 동속근연식물의 비늘줄기	진해, 거담약, 배농약
지모	Anemarrhenae Rhizoma	뿌리 줄기	해담, 거담, 지갈
천궁	Cnidii Rhizoma	그대로 또는 쪄서 말린 것	강장, 진정, 진통약
천남성	Arisaematis Rhizoma	천남성 및 동속 근연식물의 코르크층을 벗긴 덩이뿌리	중풍, 반신불수, 소아경기, 진통, 소종
천마	Gastrodiae Rhizoma	천마의 덩이줄기	두통, 현기증, 히스테리증, 전간, 반신불수, 사지경련, 안면마비, 두통, 류머티스
천문동	Asparagi Tuber	천문동의 코르크층을 벗긴 덩이뿌리	거담, 진해, 자양, 강장
택사	Alismatis Rhizoma	질경이택사 및 동속식물의 괴경을 주피를 제거하여 말린 것	이뇨, 지갈
해방풍	Glehniae Radix cum Rhizoma	갯방풍의 뿌리 및 뿌리줄기	발한, 해열, 진통
향부자	Cyperi Rhizoma	세근을 제거하여 말린 괴경	방향성건위약, 산전 산후 제병
현호색	Corydalis Tuber	들현호색 및 동속식물의 덩이 줄기	진통, 진경

황련	Coptidis Rhizoma	뿌리 줄기	장내살균약, 고미건위
황정	Polygonati Rhizoma	뿌리줄기를 그대로 또는 외피를 벗기어 찐 것	자양강장약
히드라티스근	Hydrastidis Rhizoma	히드라스티스의 뿌리줄기 및 뿌리	자궁출혈, 월경과다에 대한 지혈제, 살균성 고미건위제

5) 근류 Radix

생약명		약용부위	약효 · 용도
갈근	Pueraiae Radix	콜크피를 제거하고 절편	발한, 해열, 진경
감초	Glycyrrhizae Radix	근연식물의 근 또는 주출경을 그대로 또는 주피를 제거한 것	완화, 거담, 교미
강활	Osterici Radix	강활의 뿌리	감기로 인한 두통, 몸살
겐티아나	Gentianae Radix	뿌리 및 뿌리 줄기	고미건위
고삼	Sophorae Radix	콜크층을 대부분 제거한 뿌리	고미건위, 농용살충제
괄루근	Trichosanthis Radix	하늘타리 뿌리의 피층을 벗긴 것	이뇨, 해열 및 소갈
길경	Platycodi Radix	가는 뿌리를 제거한 그대로 또는 주피를 제거한 것	거담
길초근	Valerianae Radix	뿌리 및 뿌리 줄기	진정, 히스테리약
단삼	Salviae Miltiorrhizae Radix	단삼의 뿌리	월경부조, 복통, 경폐, 산후의 구토와 복통, 류머티즘
당귀	Angelicae Gigantis Radix	꽃피기 전의 뿌리	온성 강장약, 빈혈 및 부인병
당삼	Codonopsis Pilosulae Radix	만삼의 뿌리	비위허약에 의한 식욕부진, 설사, 사지무력, 피로
데리스근	Tuba Radix	데리스의 뿌리	농업용 살충제
독활	Araliae Continentalis Radix	독활의 뿌리	발한, 구풍, 진통약
목향	Saussureae Radix	뿌리	방향성건위, 훈향료, 항균작용

방풍	Seseli Radix	뿌리, 근경과 같이 말린 것	발한, 진통, 거담
백지	Angelicae Dahohuricae Radix	뿌리	진통, 진정, 해열, 해독
복수초	Adonisi Radix	복수초의 뿌리줄기	강심, 이뇨효과로 동계, 수종, 전간, 울혈성 심부전,
삼칠	Notoginseng Radix	삼칠의 뿌리	지혈, 소종, 진통, 소염, 관상동맥질환, 협심증, 간염
세네가	Senegae Radix	뿌리를 말린 것	거담
세신	Asiasari Radix	근경 및 근	진해, 진통 및 이뇨
시호	Bupleuri Radix	참시호, 넓은잎시호의 뿌리	해열, 강장
오약	Linderae Radix	오약의 뿌리	방향성 건위, 진통, 진경약, 복통, 복명, 설사, 신경성 위염, 구토, 빈뇨, 월경통
용담	Gentianae Scabrae Radix	뿌리와 근경	고미건위
우슬	Achyranthis Radix	쇠무릎뿌리	이뇨, 진경, 강장
울금	Curcumae Longae Radix	울금의 덩이뿌리를 그대로 또는 주피 제거 후 쪄서 말린 것	간장염, 담도염, 담석증, 카타르성 황달
원지	Polygalae Radix	뿌리	거담
위령선	Clematidis Radix	으아리 및 동속식물의 뿌리 및 뿌리 줄기	거풍급약, 진통약으로 신경통, 류마티스, 통풍, 근육통, 요통
인도사목	Rauwolfiae Radix	뿌리 및 근경	혈압강하, 최면 및 진정
인삼	Ginseng Radix Alba	인삼의 뿌리로 가는 뿌리와 코르크층 제거한 것	강장, 강심, 건위보정, 진정약
홍삼	Ginseng Radix Rubra	가는 뿌리를 제거하고 쪄서 말린 것	강장, 신진대사항진
자근	Lithospermi Radix	뿌리	해열, 해독약
작약	Paeoniae Radix	작약 및 동속식물의 뿌리	진경, 수렴 및 진통
지황	Rehmanniae Radix	지황의 뿌리	순환계 뇌세포보호
숙지황	Rehmanniae Radix Preparata	지황의 뿌리를 포제가공 구증구폭 한 것	보혈 강장 해열 지갈 완하 등

토근	Ipecacuanhae Radix	뿌리	최토, 거담, Emetin원료
파극천	Morindae Radix	뿌리	보신, 강장약
하수오	Poligoni Multiflori Radix	하수오의 덩이뿌리	사하, 보혈, 강정, 강장약
현삼	Scrophulariae Radix	뿌리	청열해독, 복부수종, 부종
황금	Scutellariae Radix	콜크층을 거의 벗겨 말린 것	이뇨, 소염약
황기	Astragali Radix	황기의 주피를 벗긴 뿌리	강장, 강심, 이뇨, 지한약

6) 엽류 Folium

생약명		약용부위	약효 · 용도
차잎	Theae Folium	잎 및 싹을 건조	기호료, Caffein
디기탈리스	Digitalis Folium	잎을 60℃이하에서 말리고 엽병, 주맥을 제거하고 잘게 썬 것	강심이뇨약
다투라	Daturae Folium	꽃필 때의 잎을 채취하여 말린 것	진통, 진경 Atropine 원료
벨라돈나잎	Belladonnae Folium	꽃필 때의 잎 또는 지단을 말린 것	진통, 진경 Atropine 원료
센나	Sennae Folium	소엽	완하약
스코폴리아잎	Scopoliae Folium	꽃필 때의 잎을 말린 것	진통, 진경 Atropine 원료
야보란디잎	Jaborandi Folium	소엽	Pilocarpine 제조원료
월귤잎	Vitis-Idaeae Folium	잎을 열처리(80℃)하여 말린 것	요로소독, 방부, 이뇨 및 수렴약
은행엽	Ginkgo Folium	잎	취연료, 농용살충
우바우르시잎	Uvae-Ursi Folium	잎을 채취 양건	요로소독, 방부, 이뇨 및 수렴약
코카잎	Cocae Folium	잎	국소마취 Cocaine-HCl 제료원료
해총	Scillae Bulbus	해총의 육질의 비늘잎	심장쇠약, 부종, 거담제
히요스잎	Hyoscyami Folium	꽃필 때의 잎	진통, 진경 Atropine 원료

7) 화류 Flos

생약명		약용부위	약효 · 용도
감국	Chrysanthemi Flos	감국 또는 국화의 꽃	해열, 해독, 진통, 소염, 동맥경화, 고콜레스테롤혈증
괴화	Sophorae Flos	꽃봉오리	소염, 지혈, 혈관강화, Rutin의 원료
금은화	Lonicerae Flos	인동덩굴 또는 그 변종의 꽃봉오리	해열, 해독약, 지혈약
사프란	Croci Flos	계두 및 화계부분을 채취하여 음건한 것	착색료, 진정, 통경
시나화	Cinae Flos	미개소화두를 음건한 것	Santonin 제조원료, 회충구제약
정향	Caryphylli Flos	꽃봉오리	방향성건위, 정향유 제조원료
제충국	Pyrethri Flos	전개화 즉시 채취	농용살충
카모밀라	Chamomillae Flos	카모밀라의 활짝 핀 두상화	완화한 진정제, 항염증제 욕탕료
하고초	Prunellae Spica	꿀풀의 꽃대	눈이 붉고 아픈데, 어지럼증, 두통, 갑상선염증, 임파선염, 결핵성 경부림프선염
형개	Schizonepetae Spica	형개의 꽃대	발한, 해열, 진경, 구풍약
홍화	Carthami Flos	관상화를 그대로 또는 황색 색소의 대부분을 제거하고 압착하여 판상으로 한 것	착색료, 정혈, 부인병

8) 과실류 Fructus

생약명		약용부위	약효 · 용도
고추	Capsici Fructus	고추 및 그 변종의 성숙한 열매	신미성건위, 인적 조미료
구기자	Lycii Fructus	열매	자양강장 ,항당뇨
대회향	Anisi Stellati Fructus	대회향의 성숙과실	방향성건위, 진통약, 복통, 한습각기

대추	Zizyphi Inermis Fructus	대추 및 동속실물의 열매	자양, 강장
등피	Aurantii Pericarpium	과피를 세로로 넷으로 나누어 말린 것	방향성 고위건위
마리아엉겅퀴	Cardii Marianii Fructus	마리아엉겅퀴의 열매	습관성 알코올 중독, 간질환, 황달
백두구	Amomi Cardamomi Fructus	백두구의 열매	방향성건위, 구풍약
복분자	Rubi Fructus	복분자딸기의 미숙과	강장, 수렴
산사자	Crataegi Fructus	아가위나무 열매	건위, 소화, 정장
산초	Xanthoxyli Fructus	성숙한 과피	방향성건위, 향신료
소두구	Cardamomi Fructus	잘익은 열매, 씨만 사용	방향성건위, 향신료
연교	Forsythiae Fructus	의성개나리 개나리 또는 중국개나리의 열매	소염, 이뇨, 배농, 해독약, 염증성질환 및 피부병에 사용
오매	Mume Fructus	매실나무의 덜 익은 열매로서 훈증한 것	청량성 수렴약으로 지사, 해열, 진해, 거담, 구토억제
오미자	Schizandrae Fructus	열매	수렴, 진해, 강장
오수유	Evodiae Fructus	열매	건위, 구풍
용안육	Longanae Arillus	용안나무의 가종피	자양강장, 진정
익지	Alpiniae Fructus	익지의 열매	방향성 고미건위약, 정장약
지구자	Hoveniae Semen cum Fructus	헛개나무의 과병을 가진 열매 또는 씨	이뇨 해독약, 번갈, 오심, 소변불리, 소아황달, 주독
지실	Ponciri Fructus	익지않은 열매를 그대로 또는 반으로 자른 것	방향성 고위건위
진피	Aurantii Nobilis Pericarpium	귤 또는 그 근연식물의 성숙한 과피	방향성건위
질려자	Tribuli Fructus	남가새의 과실	두통, 안과질환, 유즙불통, 월경부조, 임파선종
창이자	Xanthii Fructus	도꼬마리의 잘 익은 열매	해열, 발한 및 비염, 축농증 치료
청피	Citri Unshiu Pericarpium	귤나무 또는 기타 동속 근연식물의 덜 익은 과피	흉협위동통(胸脇胃疼痛), 식체, 유방동통, 어혈증
치자	Gardeniae Fructus	열매	소염, 이뇨, 황달, 착색료
홉	Humuli Strobilus	홉의 성숙한 구과	건위약, 맥주의 향미료

호초	Piperis Nigri Fructus	채 익기 전의 열매	신미성건위, 향신료
회향	Foeniculi Fructus	열매	방향성건위, 거담, anethol 원료

9) 종자류 Semen

생약명		약용부위	약효 · 용도
개자	Brassicae Semen	잘 익은 씨	인적자극제, 향신료
결명자	Cassiae Semen	익은 씨	완화
괄루인	Trichosanthis Semen	하늘타리의 씨	소염, 완하, 진해, 거담약
내복자	Raphani Semen	무의 말린 씨	소화불량, 요통, 복통, 기침, 가래
도인	Persicae Semen	복숭아, 산복숭아나무 씨	소염, 진해
백자인	Thujae Semen	측백나무의 씨	자양, 강장, 진정, 이뇨, 윤장
백편두	Dolichoris Semen	제비콩의 씨	비위허약, 식욕부진, 조육중독·식중독 해독
빈랑자	Arecae Semen	과피를 벗긴 씨	조충구제약, Arecoline 제조원료
산조인	Zizyphi Semen	멧대추나무의 씨	진정작용
스트로판투스	Strophanthi Semen	잘 익은 씨의 산포모를 제거하여 말린 것	강심, 이뇨약, Strophanthin제조원료
아마인	Lini Semen	익은 씨	점활제, Olein의 원료
연자육	Nelumbinis Semen	연꽃의 성숙과실을 건조하여 껍질을 벗긴 종자	진정, 자양강장약
우방자	Arctii Semen	우엉의 성숙한 씨	소염, 해독, 항종양, 건위, 황달
육두구	Myristicae Semen	가종피 및 종피를 벗기고 석회유에 담갔다 말린 것	방향성건위, 향신료
의이인	Coicis Semen	종피를 제거한 씨	소염, 이뇨, 자양
차전자	Plantaginis Semen	질경이 또는 동속식물의 씨	소염, 신해
축사(사인)	Amomi Semen	씨의 덩어리	방향성건위, 향신료

칼라발두	Physostigmatis Semen	성숙한 종자	Eserine원료, 축동약
커피두	Coffeae Semen	종자	기호료, Caffeine 제조원료, 강심, 이뇨
콜히쿰자	Colchici Semen	성숙한 씨	종양, 염색체배가, 항암
파두	Tiglii Semen	말린 씨	준하제
행인	Armeniacae Semen	살구, 개상구의 씨를 말린 것	진해, 행인수 원료, 행인유 원료
호미카 (마전자)	Nux-Vomica (Strychni Semen)	씨를 말린 것	고미건위, 강장제

10) 초류 Herba

생약명		약용부위	약효 · 용도
광곽향	Pogostemonis Herba	광곽향의 전초 또는 잎을 건조한 것	소화불량, 여름철 식체, 여름철 감기, 두통
당약	Swertiae Herba	꽃필 때 재취한 전초	고미건위약
대마	Cannabis Herba	대마의 미숙 과수 및 잎	환각제, 진정, 진통, 최면약, 변비치료
로베리아초	Lobeliae Herba	개화가 끝날무렵에 지상부를 채취	Lobeline HCl 제조원료, 호흡흥분
마황	Ephedrae Herba	지상초질경	진해, 발한, 해열약
박하	Menthae Herba	전초를 말린 것	위통, 구풍, Menthol
빈카	Vincae Herba	전초	항암약, 지혈
삼백초	Saururi Herba	삼백초의 지상부를 건조한 것	부종, 각기, 황달, 대하 치료
상기생	Loranthi Ramulus	겨우살이의 잎, 줄기, 가지	류머티스, 신경통, 산후의 유즙부족, 월경곤란
용아초	Agrimoniae Herba	짚신나물 및 동속식물의 전초	지혈, 지사, 소염, 강장약
음양곽	Epimedii Herba	삼지구엽초의 또는 기타 동속 식물의 지상부	강정, 강심, 이뇨, 신경성 강장제
익모초	Leonuri Herba	꽃필 때 풀전체를 말린 것	정혈약, 지혈
인진호	Artemisiae Capillaris Herba	사철쑥의 지상부	소염성 이뇨, 이담약

자소엽	Perillae Herba	소엽 또는 동속식물의 잎 및 끝가지	박하, 광곽향, 향유, 사향초
즙채	Houttuyniae Herba	약모밀의 꽃필 때 지상부	해열, 해독, 소염약
현초	Geranii Herba	여름철에 같은 속식물의 경엽과 함께 말린 것	수렴지사
히페리시초	Hyperici Herba	Hypericum perforatum L. 의 전초	피부연화작용, 피부소양증의 완화, 국소화상, 치통, 인후염, 항우울제

11) 탄수화물류 Carbohydrate

생약명		약용부위	약효 · 용도
아리비아고무	Gummi Arabicum	Acacia Senegal 또는 동속 간지에서 얻은 분비물	유화제, 결합제, 호료

12) 충류

생약명		약용부위	약효 · 용도
오배자	Galla Rhois	오배자 진딧물이 붉나무 잎에 산란 자상시에 생긴 벌레집	수렴지사, Tannin산 제조원료, 유피, 잉크원료, 염료
몰식자	Galla Halepensis	몰식자벌에 의하여 생긴 벌레집	수렴지사, Tannin산 제조원료, 유피, 잉크원료, 염료

13) 유액류

생약명		약용부위	약효 · 용도
아편	Opium Pulvis	채 익지 않은 열매껍질에서 얻은 유액을 70℃이하에서 말린 것	진통, 진경, 진핵, 지사

14) 엑기스류

생약명		약용부위	약효 · 용도
알로에(노회)	Aloe	엽즙을 말린 것	건위약, 하제회 자외선 보호
아선약	Gambir	잎 및 어린가지에서 얻은 건조 수성 엑스	수렴지사, 구중청량제
큐라레	Curare	수피 또는 재의 수제 Ex	근이완제

15) 수지류 Resina

생약명		약용부위	약효 · 용도
몰약	Myrrha	Commiphora속 식물에서 얻은 고무수지	훈향, 방부제
송지	Resinae Pini	Pini속 식물에서 얻은 생송지에서 테레핀유가 자연증발한 고형수지	경고기제, 점착제 (반창고, 도료)
안식향	Benzoinum	Sumatra, Siam의 Styrax 등속 실물에서 얻은 수지	거담, 방부제

16) 정유류 Volatile Oil

생약명		약용부위	약효 · 용도
박하유	O. Menthae	원박하유를 냉각하여 고형분 제거 Menthol 50% 이상	부향료
오렌지유	O. Aurantii	식용되는 Citrus 속의 과피를 압착하여 얻은 정유	교미, 교취, 부향료
유칼리유	Oleum Eucalypti	유칼리나무의 잎을 수증기로 증류해 얻은 정유	소염, 방부, 거담, 함수제, 방충, 향료
장뇌	Camphorum	녹나무의 목부가지 절단, 수증기로 증류	호흡중추나 혈관중추 심장흥분, 신경통, 타박상, 피부병, 가글제, 관장약, 흡입약
정향유	Oleum Caryophylli	수증기 증류한 정유: Eugenol 75% 방향건위	Vanillin제조원료 방향성전위

테레빈유	O. Terbinthinae	Pinus 속의 재 또는 Balsam을 수증기 증류하여 얻은 정유	욕제, 도료, 수지합성원료
레몬유	O. Limonis	레몬의 신선한 과피를 압착하여 얻은 정유	교미, 교취, 부향료
오렌지유	O. Aurantii	식용되는 Citrus 속의 과피를 압착하여 얻은 정유	교미, 교취, 부향료
로오즈유	O. Rosae	Rose속 식물의 꽃에서 얻은 정유	향장료
벨가모트유	O. Bergamottae	신선한 과피를 압착하여 얻은 정유: Linalylacetate 35%	교취제, 향수원료
테레핀유	O. Terbinthinae	Pinus 속의 재 또는 Balsam을 수증기 증류하여 얻은 정유	욕제, 도료, 수지합성원료

17) 지방류 Fat Oil

생약명		약용부위	약효 · 용도
경화유	Oleum Hydrogenatum	동·식물성 지방유에 수소를 첨가한 것	연고기제, 비누원료
낙화생유	O. Arachidis	씨껍질을 제거 냉압하여 얻은 지방유	연고기제, 유성주사제용매, 식용
돈지	Adeps Suillus	신선한 지방조직을 물에 넣어 끓여 용출 정제한 지방	Lard Oil 비누원료, 연고기제
동백기름(동백유)	O. Camelliae	씨껍질을 없앤 씨를 냉압하여 얻은 지방유	연고기제, 두발유(불건성유)
면실유	O. gossypi	씨를 압착하여 얻은 지방유	식용, 비누원료
야자유	O. Cocois	씨에서 얻은 지방유	
옥수수유	Oleum Maydis	옥수수의 배아에서 얻은 지방유	연고, 경고, 리니멘트 등의 제제용 기제, 식용
올리브유	O. Olivae	열매를 냉압하여 얻은 지방유	연고기제, 화장품원료, 식용
우지	Seven Bovinum	신선한 지방조직을 물에 넣어 끓여 용출 정제한 지방	고약기제, 비누원료
정제라놀린	Adeps Lanae	양털에서 채취정제하여 탈수한 지방양물질	연고기제

참기름 (호마유)	Oleum Sesami	씨를 압착하여 얻은 지방유	연고기제, 유성주사제용매, 식용
채종유	Oleum Rapae	유채의 씨를 압착하여 얻은 지방유	연고, 경고, 리니멘트제 등의 제제용 기제
콩기름	O. Sojae	씨를 압착 또는 침출하여 얻은 지방유	연고기제, 식용, 비누원료
피마자유	O. Ricini	씨껍질을 제거 냉압하여 얻은 지방유	하제, 포마드 제조 (불건성유), 감마유
카카오지	O. Cacao	씨를 볶아서 씨껍질을 벗긴 것에서 얻은 지방	(건성유) 좌약기제, 제과용
황납	Cera Flava	벌집의 납	고약기제, 화장품원료

18) 동물 생약류

생약명		약용부위	약효 · 용도
간유	Oleum Jecoris	대구, 명태 등의 식용 어류의 신선한 간에서 얻은 지방유	야맹, 구루병: Vitamin A. D원료
꿀(봉밀)	Mel	벌집에서 모은 감미물	자양, 감미료
녹용	Cervi Parvum Cornu	사슴 또는 큰사슴등의 구각(舊角)이 봄에 탈락된 뒤 새로 나오는 골질화되지 않은 어린 뿔	강장, 보혈, 강심, 흥분, 자율신경실조증
모려	Ostreae Testa	굴껍질	제산약
백강잠	Bombycis Corpus	누에의 유충이 백강병균의 감염에 의해 백강병으로 경직사한 충체	진경, 진통
사향	Moschus	숫사슴 사향선 분비물을 건조한 것	흥분, 호흡기능항진, 향료
섬수	Bufonis Venenum	중국산 두꺼비 또는 근연종의독선의 분비물	해열, 해독, 강장, 강심제
용골	Fossilia Ossis Mastodi	큰 포유동물의 화석화된 뼈	수렴성진정약. 심계항진, 정신불안, 불면, 유정
웅담	Fel Ursi	불곰 또는 그 밖의 근연동물의 담즙을 말린 것	고미건위, 진통, 진경, 이담, 소염, 해열약으로 위통, 설사, 황달
정제쉘락	Lacca Depurata	개각충의 수충의 분비물을 정제하여 얻은 수지상의 물질	제, 환제, 버렛트제의 enteric coating제, 연고, 경고의 경도조절제

젤라틴 (아교)	Gelatinum	동물의 뼈, 피부들에서 얻은 교원질을 물로 가열하여 만든 것	지혈, 배지 및 안착제
지룡	Lumbricus	지렁이 및 Lumbricus 속 동물의 체내 내용물을 제거한 몸체	해열, 진경, 이뇨, 해독

19) 기타 생약류

생약명		약용부위	약효 · 용도
석고	Gypsum Fibrosum	천연의 함수황산칼슘 ($CaSO_4 \cdot 2H_2O$), 섬유석고	해열, 진정, 지갈
탈지면	Gossypii Absorbens	면화의 종피모를 탈지한 것	위생재료
주사	Cinnabaris	육방정계의 진사의 광석으로 황화수은 96.0% 이상 함유	진정, 진통, 해독약으로 정신불안증, 불면증
천연규사알루미늄	Aluminii Silicas Naturalis	산성백토에서 광물질 선별 후 정제하여 얻은 흰색 또는 약간 착색된 가루	지사제
카올린	Kaolinum	천연산의 함수 규산알루미늄	소염제, 약품의 부형제, 청정제, 여과제 탈색제
탈크	Talcum	천연의 함수규산마그네슘	소염, 이뇨, 지갈(止渴)약

2 성분별 분류

2-1 탄수화물류 및 그 유도체를 함유한 생약

생약명	과명	원식 · 동물학명	성분
Agar	Gelidiaceae	*Gelidium amansii*	mucilage, agarose,agaropectin
Dioscoreae Rhizoma	Dioscoreaceae	*Dioscorea japonica*	starch, mucilage, mucin, argininecholine (dioscin)
Gummi Arabicum	Leguminosae	*Acacia senegal*	mucilage, arabin
Lini Semen	Linaceae	*Linum usitatissimum*	mucilage, pentosan (linamarin)
Mel	Apidae	*Apis mellifica* *A. dorsata* *A. indica*	invert sugar
Mori Radicis Cortex	Moraceae	*Morus alba*	pectin(amyrine계 물질)
Zizyphi Fructus	Rhamnaceae	*Zizyphus jujuba var. spinosa*	suger, mucilagebetulin, betulic acid

2-2 유지 및 납을 함유한 생약

생약명	과명	원식 · 동물학명	성분
Adeps Lanae	Bovidae	*Ovis aries*	cholesterol ceroticacidester
Adeps Suillus	Suidae	*Sue scrofa*	palmiticacid myristin
Cera Flava	Apidae	*Apis mellifica*	myricin
Myristicae Semen	Myristicaceae	*Myristica fragrans*	myristic acid(myristicin)
O. Arachidis	Fabaceae	*Arachis hypogaea*	olein, arachidic acid
O. Cacao	Sterculiaceae	*Theobroma cacao*	palmitic, stearic, oleic acid
O. Camelliae	Theaceae	*Camellia japonica*	olein

O. Cocois	Palmae	*Cocos nucifera*	lauric, myristic acid
O. Gossypii	Malvaceae	*Gossypium herbaceum*	linolein, olein(gossyol)
O. Hydrogenatum	동물성 또는 식물지방유에 수소를 첨가하여 얻은 지방유		palmitin
O. Olivae	Oleaceae	*Olea europeaea*	olein, oleic acid
O. Rapae	Cruciferae	*Brassica campestris*	erucic, linoleic acid
O. Sojae	Fabaceae (Leguminosae)	*Glycine soja*	linolein, loein
Oleum Sesami	Pedaliaceae	*Sesamum indicum*	olein(sesamin)
Pyrethri Flos	Compositae	*Chrysanthemum cinerariaefolium*	pyrethrin I,II cinerin I,II jasmolin I,II (pyrethrolone, cinerolon, chrysanthemicmono dicarboxylicacidester)
Ricini Semen	Euphorbiaceae	*Ricinus communis*	ricinolein(ricin, ricinine)
Sevum Bovinum	Bovidae	*Bos taurus*	olein
Tiglii Semen	Euphorbiaceae	*Croton tiglium*	oleicacid, crotonresin (2phorboldiester)

2-3 Alkaloid를 함유한 생약

1) Pyridine, Piperidine Alkaloids 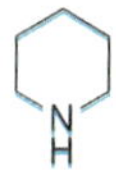

생약명	과명	원식 · 동물학명	성분
Arecae Semen	Palmae	*Areca catechu*	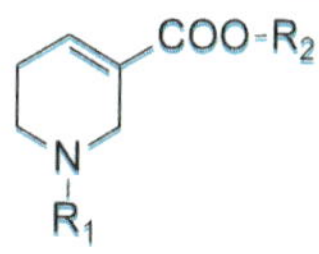 R_1, R_2=CH_3 arecoline R_1=CH_3, R_2=H arecaidine R_1, R_2=H guvacine
Lobeliae Herba	Campanulaceae	*Lobelia inflata*	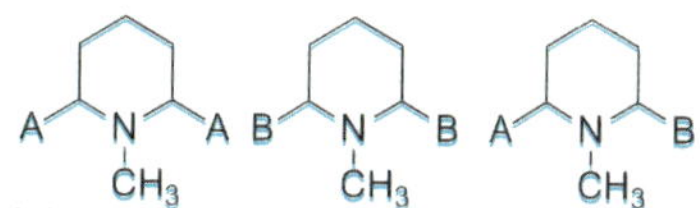 lobelanine labelanidine lobeline A=$-CH_2-CO-C_6H_5$ B=$-CH_2-CHOH-C_6H_5$
Piperis nigri Fructus	Piperaceae	*Piper nigrum*	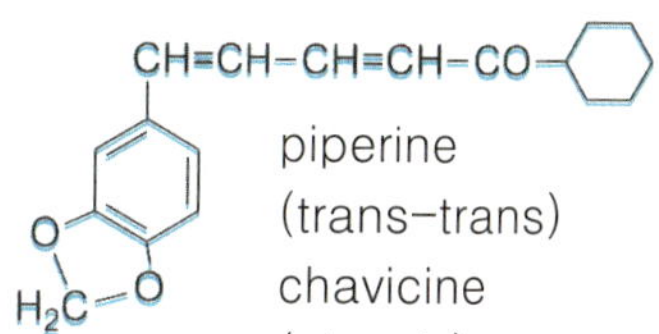 piperine (trans–trans) chavicine (cis–cis)

2) Tropane Alkaloids(pyrrolidine-piperidine) 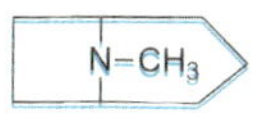 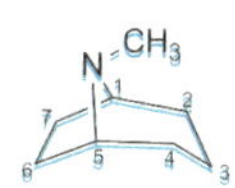

생약명	과명	원식 · 동물학명	성분
Belladonnae Folium	Solanaceae	*Belladonna niger*	hyoscyamine, atropine 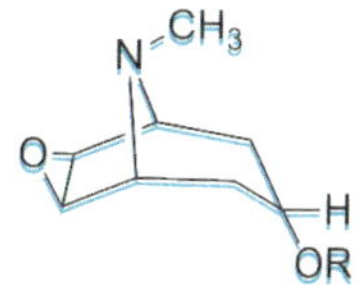
Daturae Folium	Solanaceae	*Datura tatula*	scopolamine

Scopoliae Rhizoma	Solanaceae	*Scopolia parviflora*	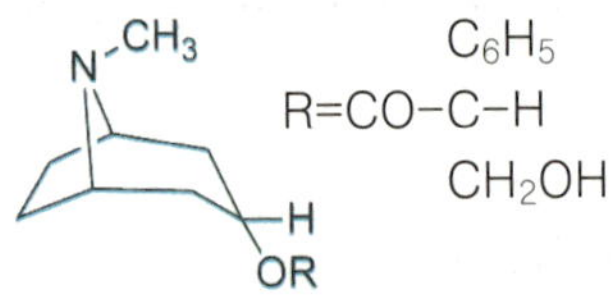 hyoscyamine, atropine

3) Isoquinoline Alkaloids

생약명	과명	원식 · 동물학명	성분
Coptidis Rhizoma	Ranunculaceae	*Coptis japonica*	Berberine 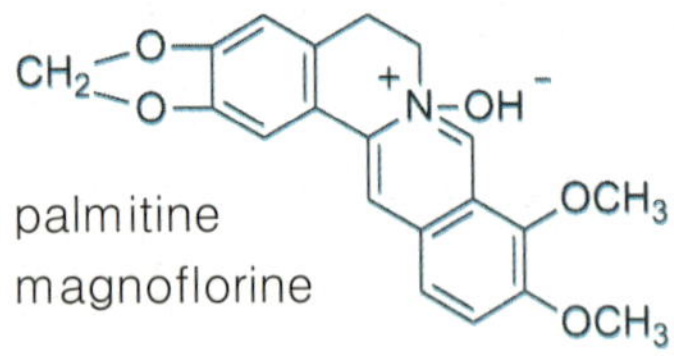 palmitine magnoflorine
Curare	Loganiaceae	*Chondodendron tomentosum*	tubocurarine (bisbenzylisoquinoline형) curarine
Epimedii Herba	Berberidaceae	*Epimedium koreanum*	magnoflorine, icariin(flavone배당체)
Hydrastidis Rhizoma	Ranunculaceae	*Hydrastis canadensis*	hydrastine, berberine
Ipecacuanhae Radix	Rubiacae	*Uragoga ipecacuanha*	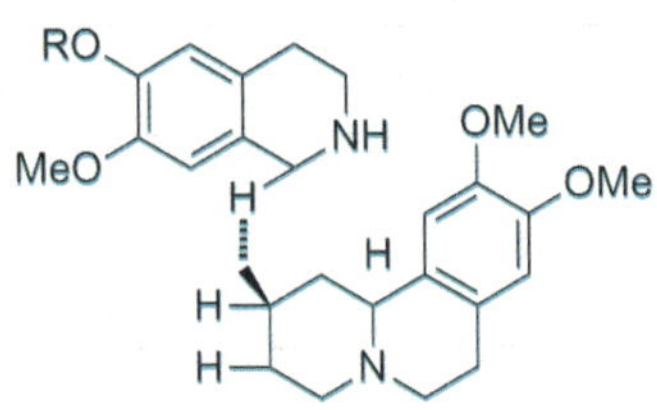 R=CH_3 emetine R=H cephaeline
Opium	Papaveracase	*Papaver somniferum*	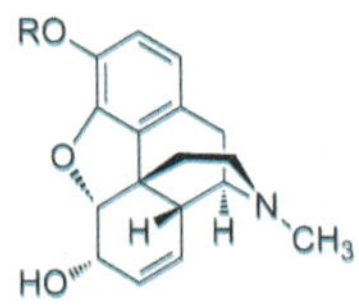 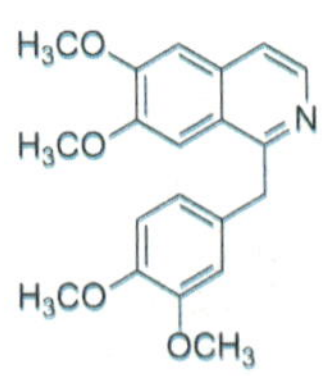 R=H morphine papaverine

			(morphine형) R=CH_3 codeine
Phellodendri Cortex	Rutaceae	*Phellodendron amurense*	berberine,palmatine worenine,coptisine
Sinomeni Caulis et Rhizoma	Menispermaceae	*Sinomenium acutum*	sinomenine 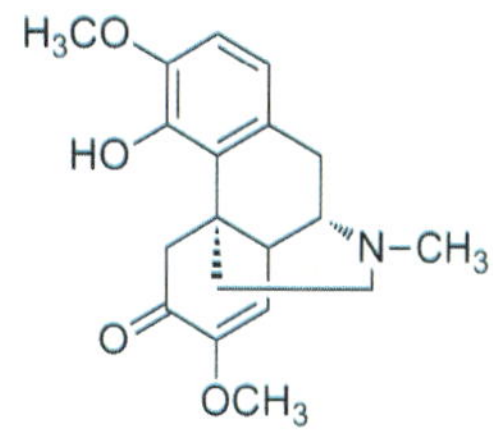

4) Indole Alkaloids 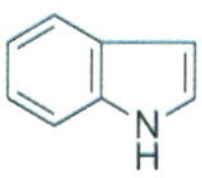

생약명	과명	원식 · 동물학명	성분
Ergota	Hypocreaceae	*Claviceps purpurea*	ergotoxine 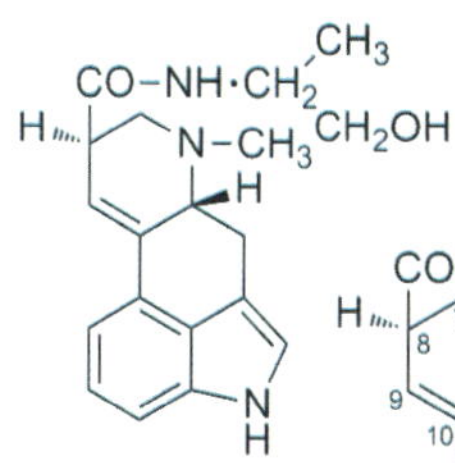 ergometrine 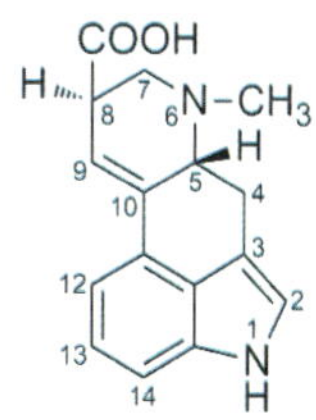 lysergic acid ergotamine
Evodiae Fructus	Rutaceae	*Evodia officinalis*	evodiamine 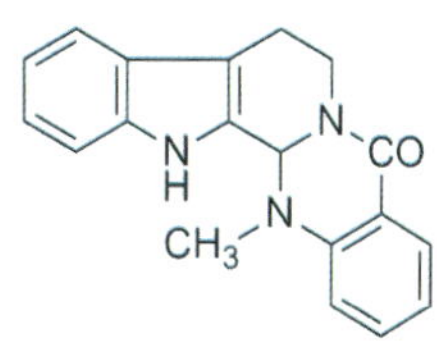 rutaecarpine

			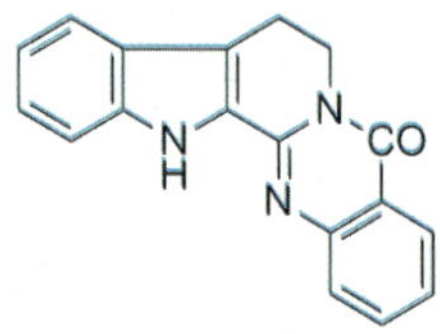
Physostigmatis Semen	Leguminosae	*Physostigma venenosum*	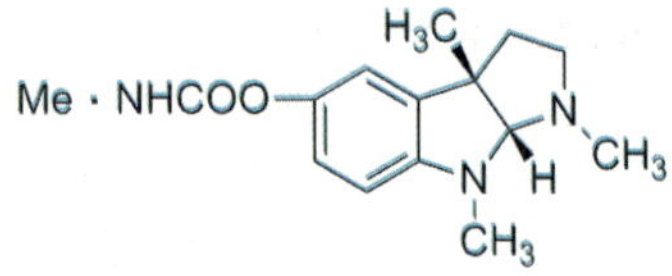 physostigmine (=eserine)
Rauwolfiae Radix	Apocynaceae	*Rauwolfia serpentina*	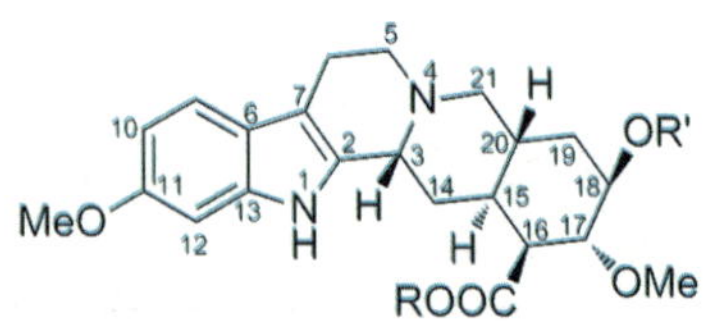 reserpine: R=CH_3 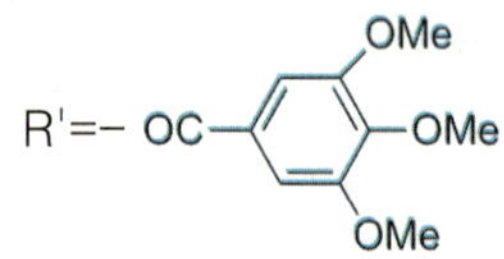 rescinnamine: R=CH_3 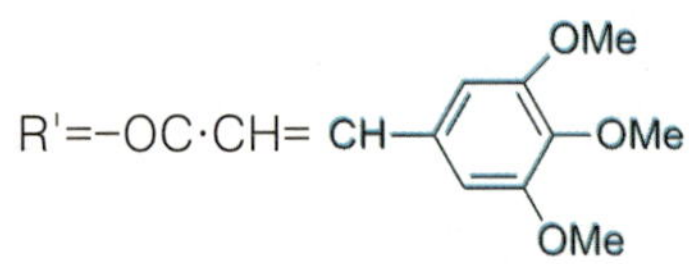
Strychni Semen (Nux-vomica)	Loganiaceae	*Strychnos Nux-vomica*	Strychnine 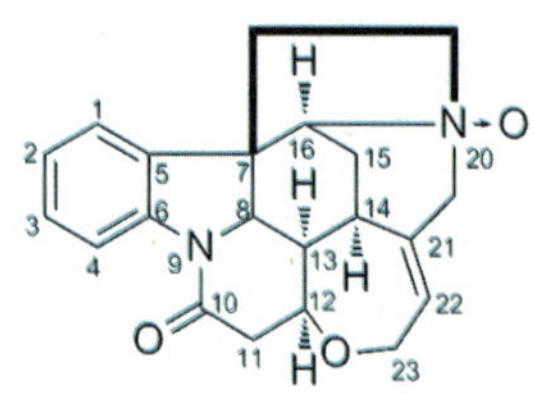

5) Imidazole Alkaloids 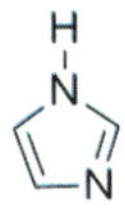

생약명	과명	원식 · 동물학명	성분
Jaborandi Folium	Rutaceae	*Pilocarpus jaborandi*	pilocarpine 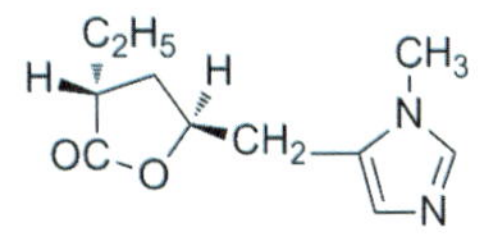

6) Diterpene Alkaloids

생약명	과명	원식 · 동물학명	성분
Aconiti Tuber	Ranunculaceae	*Aconitum carmichaeli*	
	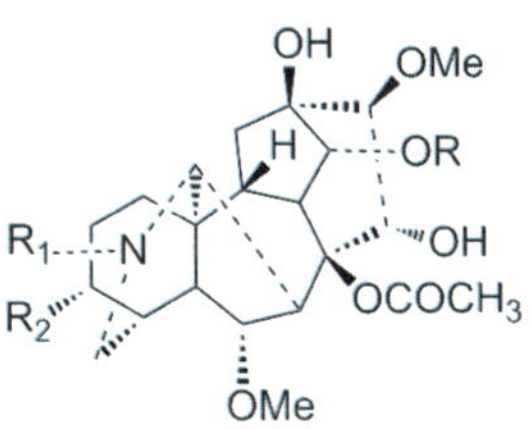		

	R_1	R_2	R_3
aconitine	ethyl	OH	−CO− 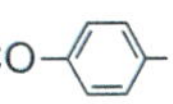
jesaconitine	〃	〃	−CO− 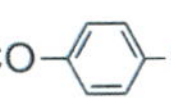 −OMe
mesaconitine	CH_3	〃	−CO− 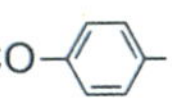
hypaconitine	CH_3	H	〃

7) Quinolizidine or Lupinane Alkaloids

생약명	과명	원식 · 동물학명	성분
Sophorae Radix	Leguminosae	*Sophora angustifolia*	matrine 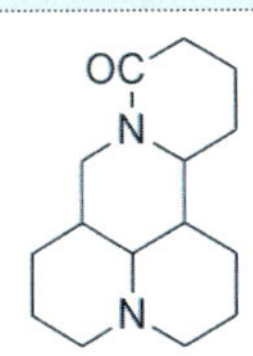

8) Alkaloidal Amine

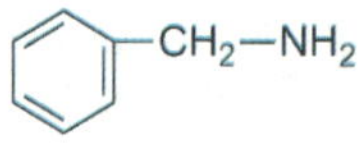

생약명	과명	원식 · 동물학명	성분
Colchici Semen	Liliaceae	*Colchicum autumnale*	
Ephedrae Herba	Ephedraceae	*Ephedra sinica* *E. intermedia* *E. equisetina*	

9) Purine Alkaloids

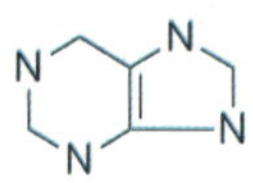

생약명	과명	원식 · 동물학명	성분
Coffeae Semen	Rubiaceae	*Coffea arabica* *C. liberica* *C. robusta*	caffeine(1,3,7-tri-methylxanthin) theophylline(1,3) theobromine(3,7)
Theae Folium	Theaceae	*Thea sinensis*	caffeine, xanthine, theophylline

2-4 배당체를 함유하는 생약

1) Cardiotonic Glycoside

생약명	과명	원식 · 동물학명	성분
Bufonis Venenum	Bufonidae	*Bufo bufo gargarizans*	cinobufagin,bufotalin, bufalin
Digitalis Folium	Scrophulariaceae	*Digitalis purpurea* *Digitatis lanata*	purpurea glycoside A B digitoxin gitoxin in lanatoside(digilanide) A B C digoxin
Scillae Bulbus	Liliaceae	*Urginea scilla*	scillaridin A, B
Strophanthi Semen	Apocynaceae	*Strophanthus kombe* *S. hispidus* *S. gratus*	strophanthin H-strophanthin ouabain(G-strophanthin)

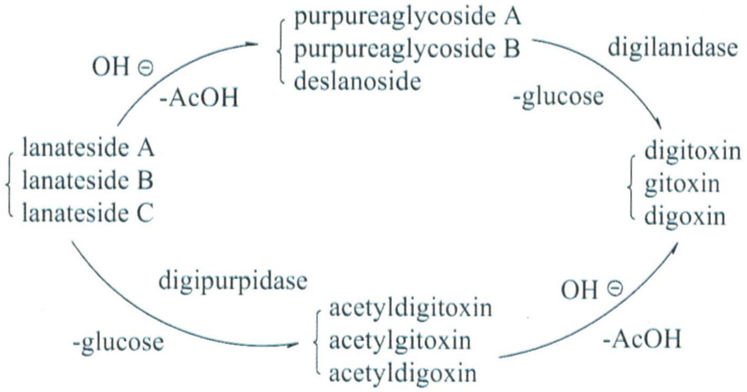

bufadienolide
(C_{17}－coumarin ring)

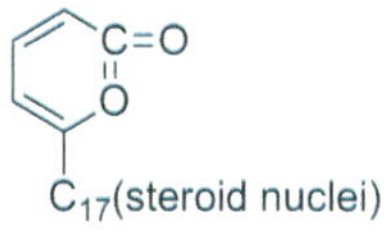

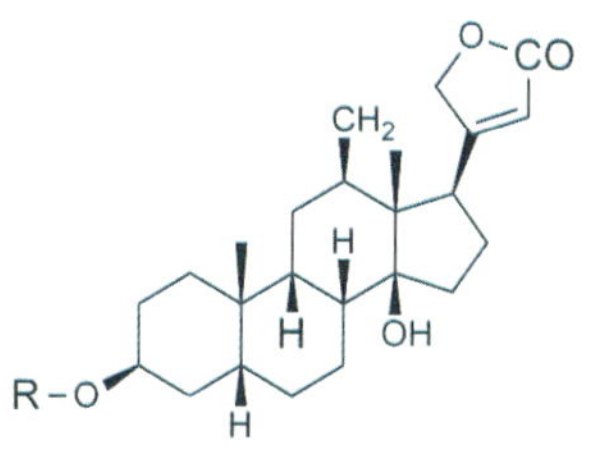

16－β－OH－digitoxigenin＝gitoxigenin
12－β－OH－digitoxigenin－digoxigenin

digitoxigenin

digitoxose[4]－digitoxose[4]－digitoxose－glucose
R (3)

digitoxin

R-H purpureaglycoside A
R-$COCH_3$ lanatoside A

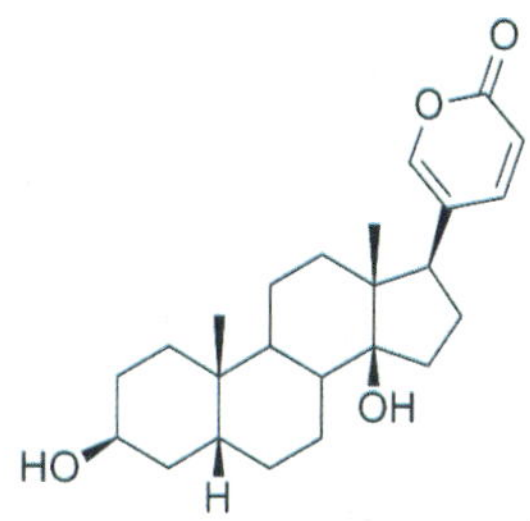

bufalin

배당체의 Genin 구조

Genin \ C-Number	1	3	5	10	11	15	14	15	16
digitoxigenin	-	OH	H	CH_3	-	-	OH	H	-
gitoxigenin	-	OH	H	CH_3	-	-	OH	H	OH
digoxigenen	-	OH	H	CH_3	-	OH	OH	H	-
strophanthidin	-	OH	OH	CHO	-	-	OH	H	-
ouabagenin	OH	OH	OH	CH_2OH	OH	-	OH	H	-
scillardin A	-	OH	H	CH_3	-	-	OH	H	-
cinobufagin	-	OH	H	CH_3	-	-	-O	-	OAc
bufotalin	-	OH	H	CH_3	-	-	OH	H	OAc

2) Anthraquinone Glycosides

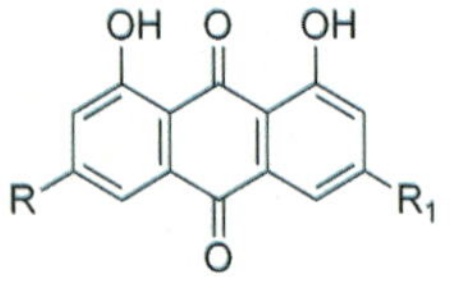

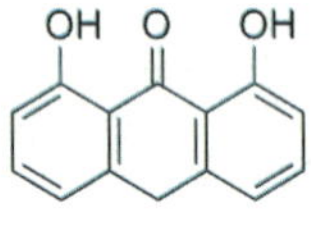

anthrone

R	R_1	
H	CH_3	chrysophanol(chrysophanic acid)
H	CH_2OH	aloe-emodin
H	COOH	rhein
OH	CH_3	emodin
OCH_3	CH_3	physcion

생약명	과명	원식 · 동물학명	성분
Aloe	Liliaceae	*Aloe ferox*	barbaloin (aloe-emodinanthrone-glc)
Cascara Sagrada	Rhamnaceae	*Rhamnus purshiana*	emodin,aloe-emodin chrysophanol
Cassiae Semen	Leguminosace	*Cassia obtusifolia*	obtusifolin emodin
Rhei Rhizoma	Polygonaceae	*Rheum palmatum* *R. coreanum*	Rhein
Sennae Folium	Leguminosae	*Cassia acutifolia* *C. angustifolia*	sennosideA,B (dirheinanthrone)

3) Saponin Glycosides

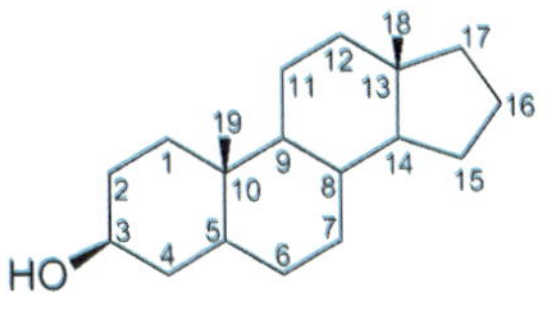

Steroid

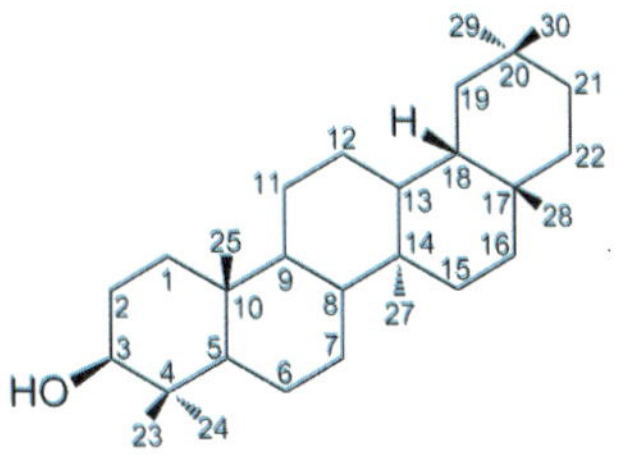

Pentacyclic triterpenoid(β-Amyrin)

생약명	과명	원식 · 동물학명	성분
Achyranthis Radix	Amarantaceae	*Achyranthes japonica*	oleanolic acid, inokosterone ecdysterone
Akebiae Lignum	Lardizabalaceae	*Akebia quinata*	hedrageninglycoside (triterpenoidsaponin)
Anemarrhenae Radix	Liliaceae	*Anemarrhena asphodeloides*	sarsasapogenin, markogenin timosaponin A,B
Arisaematis Rhizoma	Araceae	*Arisaema amurense*	saponin
Bupleuri Radix	Umbelliferae	*Bupleurum falcatum*	saikosaponin A, B, C, D
Dioscoreae Rhizoma	Dioscoreaceae	*Dioscorea joponica*	dioscin (steroidal saponin)
Ginseng Radix	Araliaceae	*Panax ginseng*	protopanaxadiol, protopanaxatriol glycoside(dammarane)
Glycyrrhizae Radix	Fabaceae	*Glycyrrhiza glabra* *G.uralensis*	glycyrrhizin (flavones: liquirtin, licoricone)
Platycode Radix	Campanulaceae	*Platycodon grandiflorum*	platycodin D
Polygalae Radix	〃	*P. tenuifolia*	tenuigenin A, B
Senegae Radix	Polygalaceae	*Polygala senega*	senegin

4) Cyanogenetic Glycosides(Nitrile glycosides)

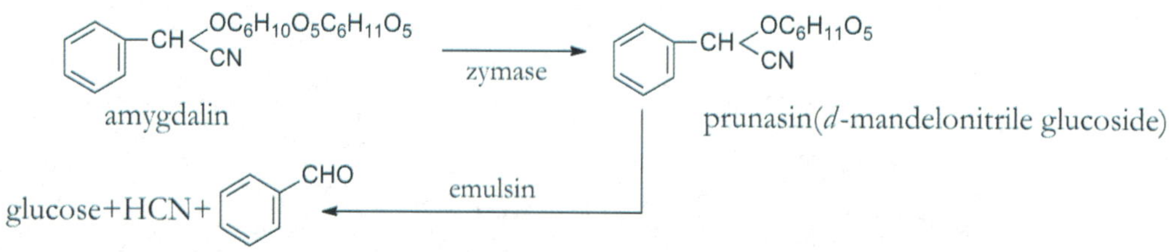

생약명	과명	원식 · 동물학명	성분
Armeniacae Semen	Rosaceae	*Prunus armeniaca (P. ausu)*	amygdalin
Lini Semen	Linaceae	*Linum ussitatissimum*	linamarin 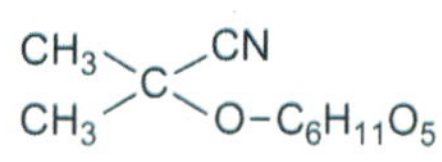
Persicae Semen	〃	*P. persica*	〃

5) Mustard Glycosides(Thiocyanate)

$$CH_2=CH-CH_2-C\begin{matrix}\nearrow S-glucose \\ \searrow N-OSO_3K\end{matrix} \xrightarrow{\text{Myrosin}} C_3H_5-N=C=S+KHSO_4+Glucose$$

Allylisothiocyanate

생약명	과명	원식 · 동물학명	성분
Brassicae Semen	Brassicaceae	*Brassica juncea*	sinigrin (불포화 Alkyl겨자유배당체)
Sinapis semen alba	〃	*Brassica alba*	sinalbin (방향족겨자유배당체)
Wasabiae Radix	〃	*Wasabia japonica*	sinigrin

6) Favonoid glycosides

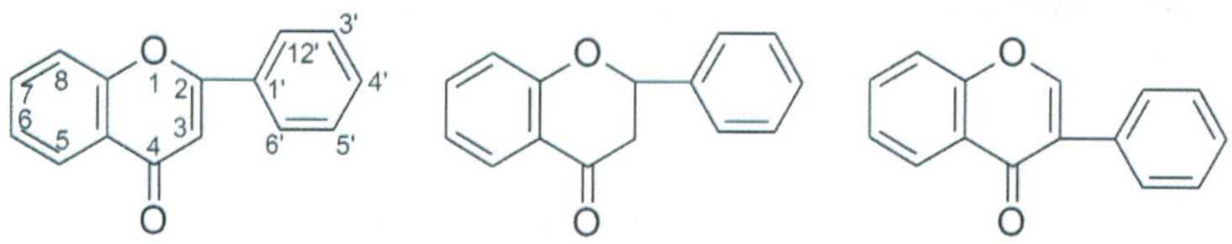

생약명	과명	원식 · 동물학명	성분
Aurantii pericarpium	Rutaceae	*Citrus aurantium* *C. nobilis*	Hesperidin rutinose 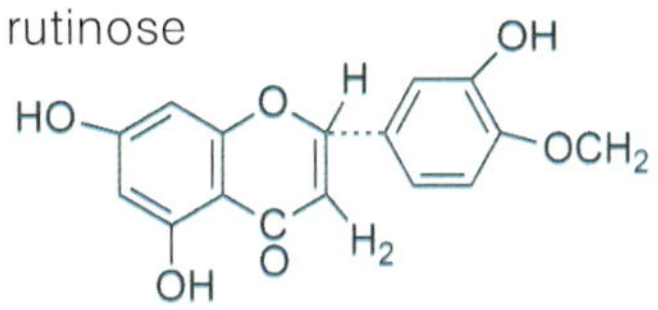
Cardii Mariani Fructus	Compositae	*Silybum marianum*	silybin(flavonolignan) 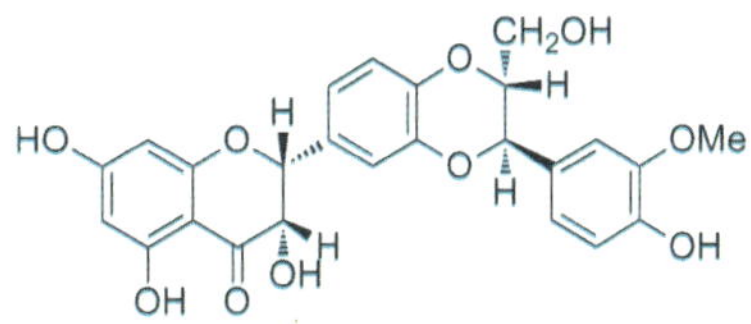
Epimedii Herba	Berberidaceae	*Epimedium koreanum*	icariin 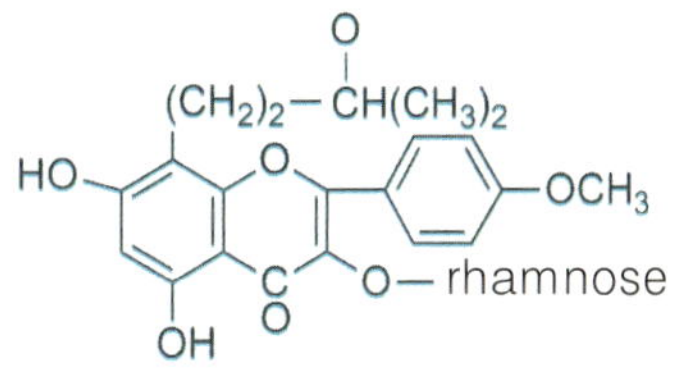
Glycyrrhizae Radix	Leguminosae	*Glycyrrhiza glabra*	liquiritin glucose 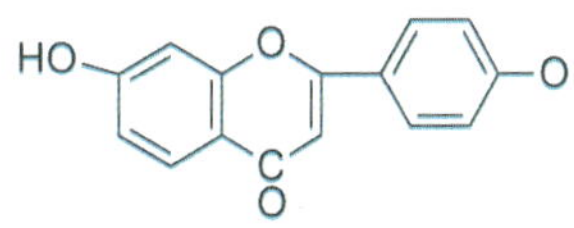
Mori Cortex	Moraceae	*Morus alba* *M. bombycis*	morusin, oxydihydromorusin kuwanon A~G
Moutan Radicus Cortex	Paeoniaceae	*Paeonia suffruticosa*	paeonolide paeonine(Alkaloid) 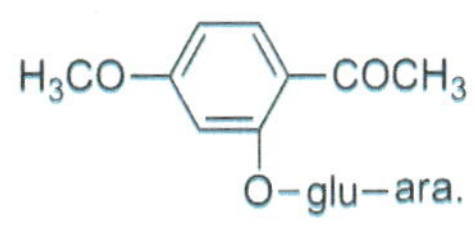
Paeoniae Radix	Paeoniaceae	*Paeonia albiflora*	paeoniflorin (monoterpene glycoside)
Plantaginis Semen	Plantaginacea	*Plantago asiatica*	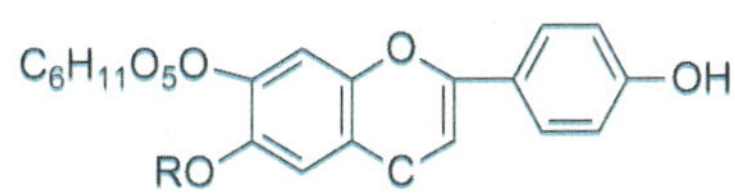 R=CH_3, homoplantaginin

Puerariae Radix	Leguminosae	*Pueraria labata*	daidzin, daidzien, puerarin (isoflavone) 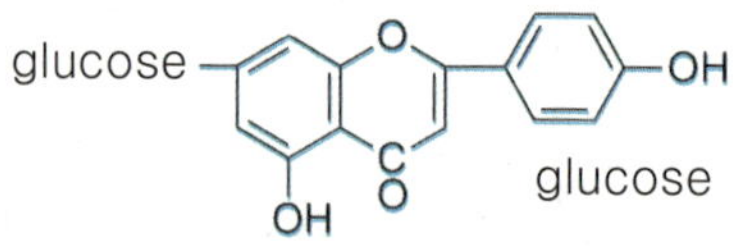
Scutellariae Radix	Labiatae	*Scutellaria baicalensis*	baicalein 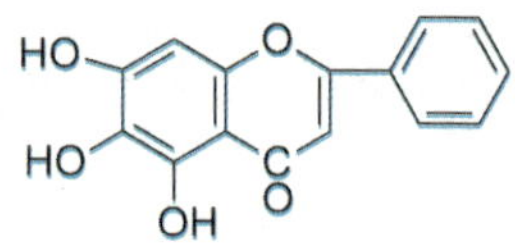
Sophorae Flos	Leguminosae	*Sophora japonica*	rutin 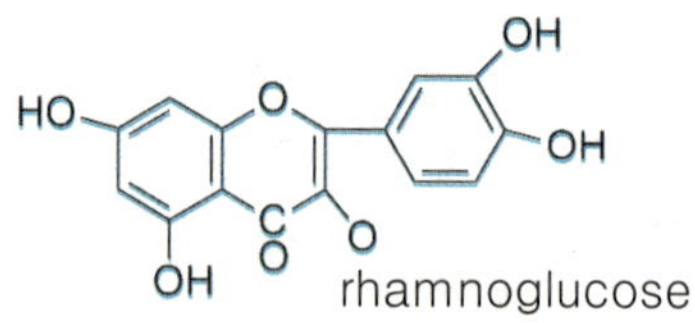
Tuba Radix	Leguminosae	*Derris elliptica*	rotenone
Uvae-Ursi Folium	Ericaceae	*Arctostaphylos uva-ursi*	arbutin, methylarbutin
Vitis Idaeae Folium	Ericaceae	*Vaccinium vitis-idaea*	arbutin 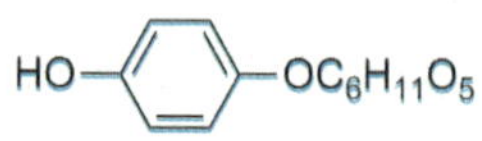

7) Coumarin Glycosides 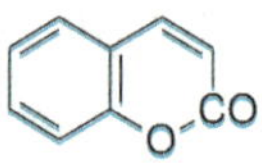

생약명	과명	원식 · 동물학명	성분
Ammi Fructus	Umbelliferae	*Ammi visnaga*	khellin R_1=OCH_3R_2-CH_3 visnagin R_1=R_2=H khellinin R_1=HR_2=-O-glucose 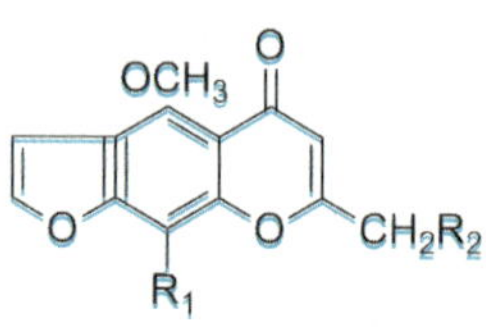

Angelicae gigantis Radix	Umbeiliferae	*Angelica gigas*	decursin 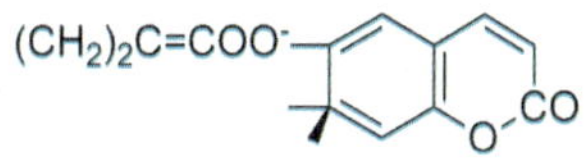
Artemisiae Capillaris Herba	Compositae	*Artemisia capillaris*	esculetin-6,7,-dimethyl ether capillarin(isocoumarin) 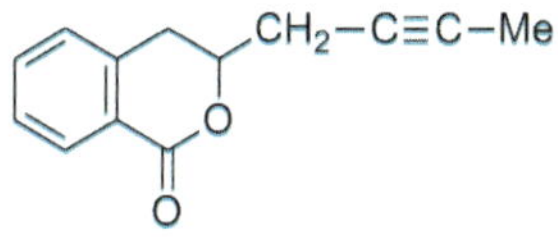
Glehniae Radix Cum Rhizoma	Umbelliterae	*Glehnia littoralis*	psoralen imperatorin, bergapten 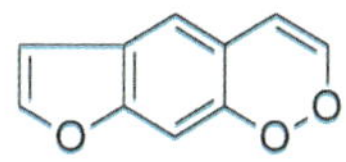
Scopoliae Rhizoma	Solanaceae	*Scopolia parviflora*	scopolin 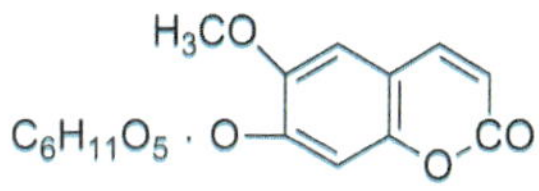

8) Iridoid 및 그의 Bitter Glycosides

생약명	과명	원식 · 동물학명	성분
Gardeniae Fructus	Rubiaceae	*Gardenia jasminoides*	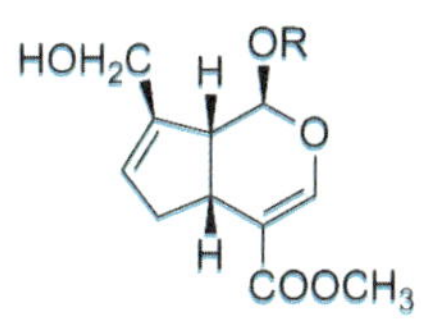 glc: geniposide gentibiose: genipin-1-β gentiobioside gardenoside
Gentianae scabrae Radix	Gentianaceae	*Gentiana scabra var. buergeri*	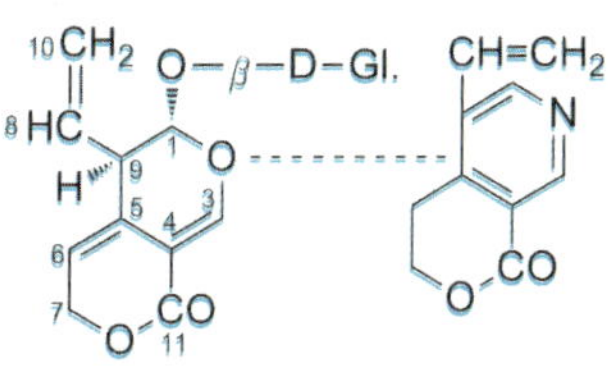 gentiopicrin gentizline

Plantaginis Semen	Plantaginaceae	*Plantago asiatica*	aucubin 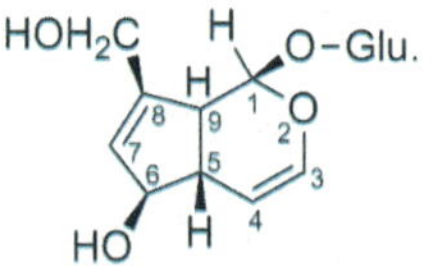
Rehmaniae Radix	Scrophulariaceae	*Rehmania glutinosa*	aucubin 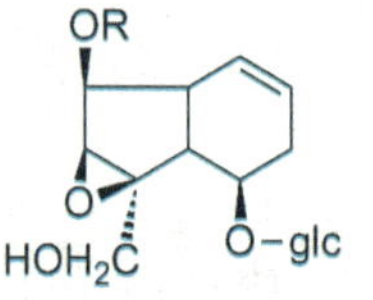
Catalpae Fructus	Bignoniaceae	*Catapa ovata*	R=H, catalpol R=CO-C_6H_4-OH(p), catalposide
Strychni Semen	Loganiaceae	*Strychnos nux-vomica*	loganin 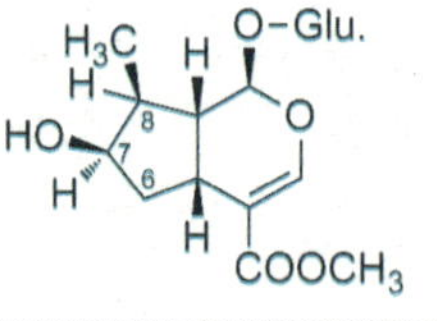
Swertiae Herba	〃	*Swertia japonica*	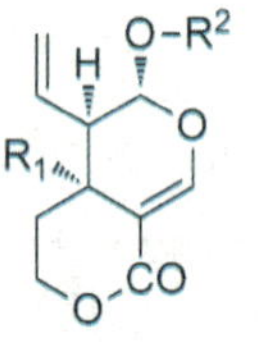 swertiamarin (R_1=OH, R_2=glc.) sweroside (R_1=H, R_2=glc.) amarogentine (R_1=H, R_2= amaroswerin (R_1=OH, R_2= 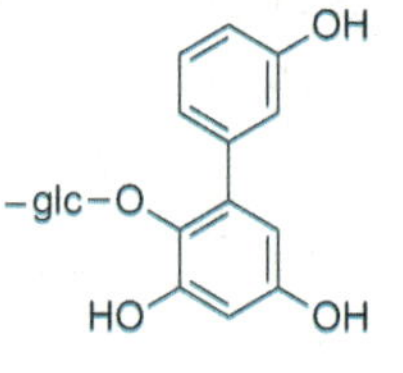
Valerianae Radix	Valerianaceae	*Valeriana fauriei*	valepotriatum

11) Tannins

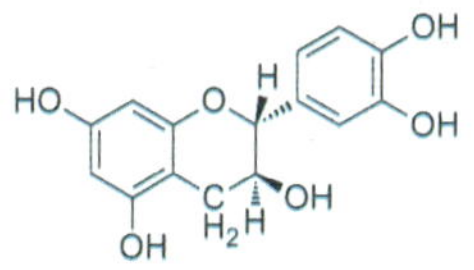

a) Catechol tannins

생약명	과명	원식 · 동물학명	성분
Gambir	Rubicaceae	*Uncaria gambir*	d-catechin, gambirin A,B (+) epicatechin
Theae Folium	Theaceae	*Thea sinensis*	1-galloyl-epi-catechin, theatlavin

b) Pyrogallol tannins

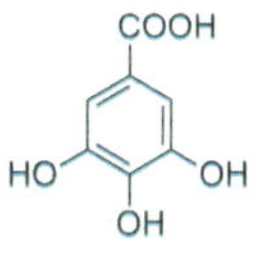

Gallic acid

생약명	과명	원식 · 동물학명	성분
Galla Halepensis	Fagaceae	*Quercus infectoria*	penta-m-galloylglucose
Galla Rhois	Anacardiadeae	*Rhus javanica*	gallotannin: penta-m-digallayl glucose
Geranii Herba	Geraniaceae	*Geranium thumbergii*	geraniin, tannin
Granati Cortex	Punicaceae	*Punica granatum*	granatin A, B

2-5 Lignans

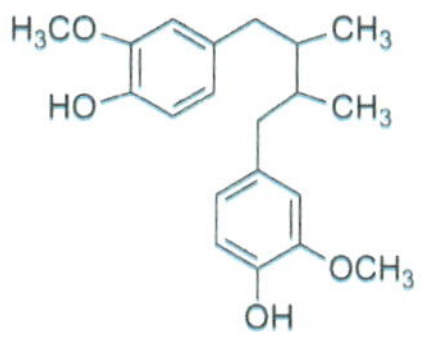

Guaiaretic acid

생약명	과명	원식 · 동물학명	성분
Acanthopanacis Cortex	Araliaceae	*Eleutherococcus senticosus*	eleutheroside E(ℓ-syring-aresinol-di-O-β-D-glucoside) eleutheroside B (syringin)
Asiasari Radix	Aristolochiaceae	*Asiasarum sieboldi*	1-asarinin(ℓ-isosesamin)

Carthami Flos	Compositae	*Carthamus tinctorius*	trachelogenin
Eucommiae Cortex	Eucommiaceae	*Eucommia ulmoides*	R=H, R=CH_2 d-pinoresinol 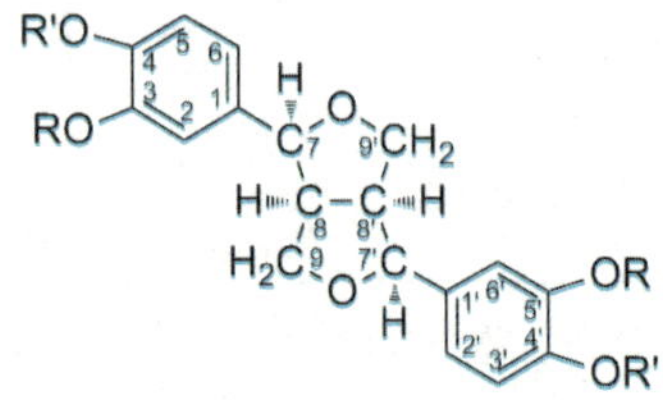
Forsythiae Fructus	Oleaceae	*Forsythia koreana*	arctiin, arctigenin, matairesinol, pinoresinol-β-12 glucoside
Magnoliae Cortex	Magnoliaceae	*Magnolia obovata*	magnonol 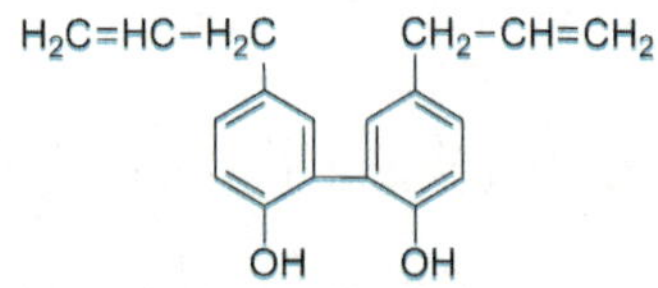
Oleum Sesami	Pedaliaceae	*Sesamum indicum*	Sesamin R-R'=-CH_2- 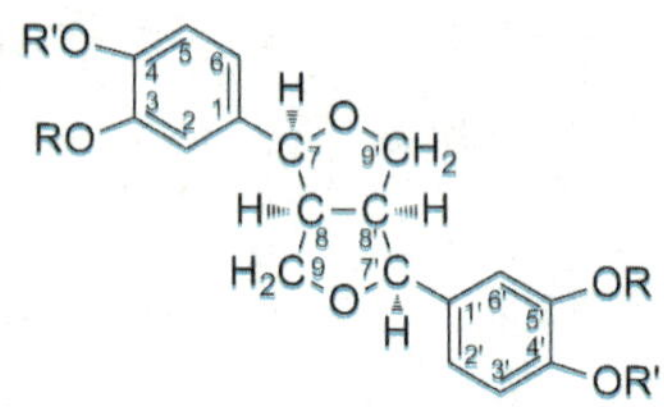
Piperis Fructus	〃	*Piper nigrum*	〃
Schizandrae Fructus	Schizandraceae	*Schizandra chinensis* 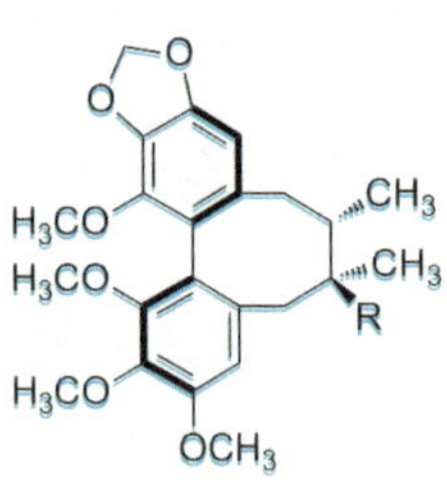	R=OH, schizandrin R=H, deoxyschizandrin 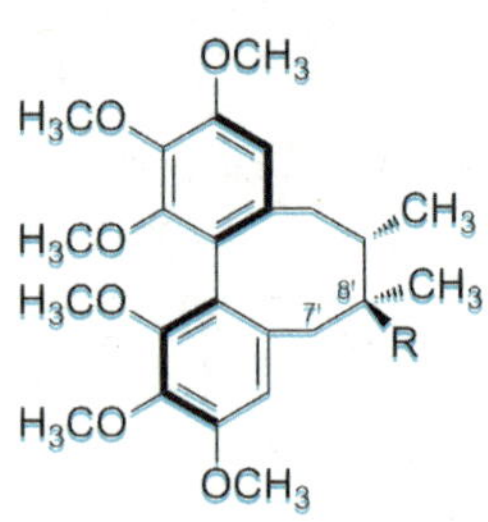 R=H, gomicin A R=O-C(=O)-C(CH_3)=CH-CH_3 gomicin B

2-6 Bitter Principles

생약명	과명	원식 · 동물학명	성분
Aurantii nobilis	Rutaceae	*Citrus nobilis*	hesperidin(flavonoid) limonin(triterpenoidal bitter mat)
Aurantii Pericarpium	Rutaceae	*Citrus aurantium*	〃
Croci Stigma	Iridaceae	*Crocus sativus*	picrocrocin 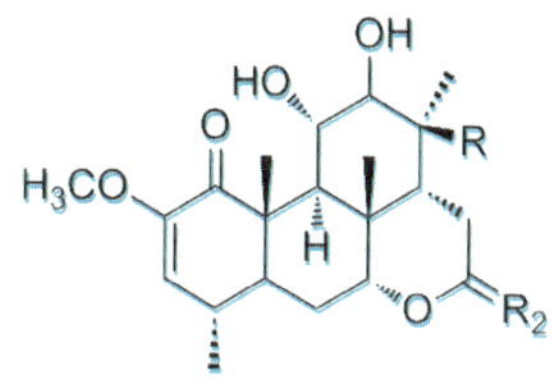
Oleum Anrantii	Rutaceae	*C. unshui* *C. natudaidai*	〃
Picrasmae Lignum	Simarubaceae	*Picrasma ailanthoides*	quassin 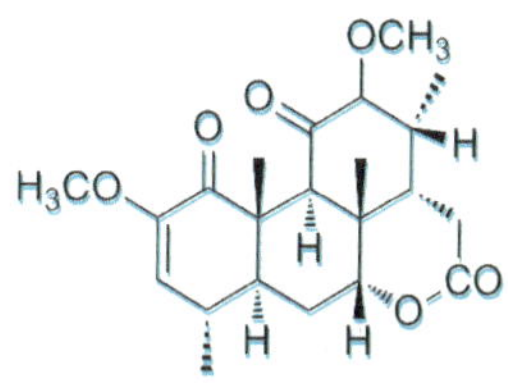 R_1=H, R_2=O nigakilactone A R_1=OH, R_2=O nigakilactone N R_1=H, R_2=β-OH nigakilactone C

2-7 Volatile Oils (Essential Oil)

1) Aldehyde Volatile Oils

생약명	과명	원식 · 동물학명	성분
Aurantii Pericarpium	Rutaceae	*Citrus aurantium* 및 그외 *Citrus* 속	d-limonene, linalool, citral
Cassiae Cortex	Lauraceae	*Cinnamomum cassia*	cinnamic aldehyde CH=CH-CHO
Cinnamomi ceylonici Cortex	〃	*C. ceylonicum*	cinnamic aldehyde
Curcumae Longae Radix	Zingiberaceae	*Curcuma longa*	phellandrene curcumene 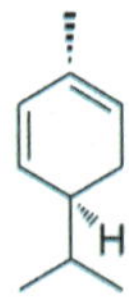
Eucalypti Folium	Myrtaceae	*Eucalyptus globulus*	cineol, pinene 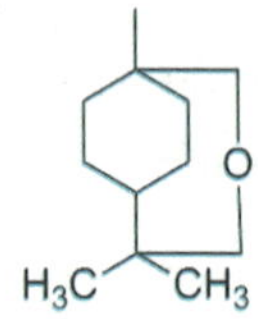
Perillae Herba	Labiatae	*Perilla sikokiana* (=*P. frutescens* var. *acuta*)	perilla-aldehyde 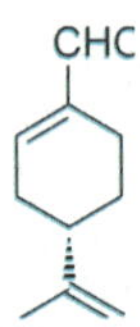

2) Esters

생약명	과명	원식 · 동물학명	성분
Cardamomi Fructus	Zingiberaceae	*Elettaria cardamomum*	terpinyl acetate
Scrophulariae Radix	Scrophulariaceae	*Scrophularia buergeriana*	P-methoxycinnamic acid
Valerianae Radix	Valerianaceae	*Valeriana fauriei*	bornylisovalerate kessylalcohol

3) Ketones 및 Lactones

생약명	과명	원식 · 동물학명	성분
Cnidii Rhizoma	〃	*Cnidium officinale*	cnidilide neocnidilide 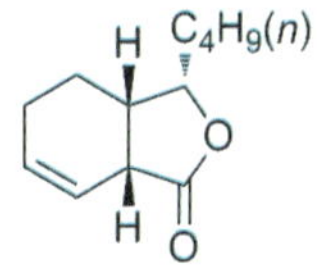 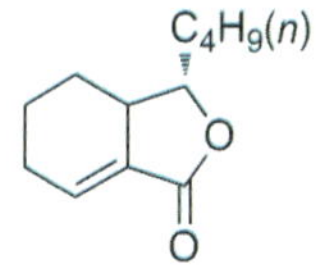 senkyunolide 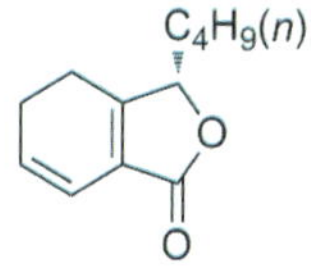
Moschus	Cervidae	*Moschus moschiferus*	muscone CH_2 — CO $(CH_2)_{10}$ CH_2 CH_2 — CH — CH_3
Saussureae Radix	Compositae	*Auckandia lappa*	Saussurealactone costunolide 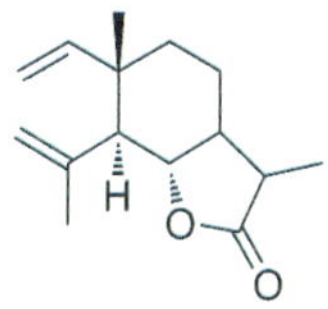 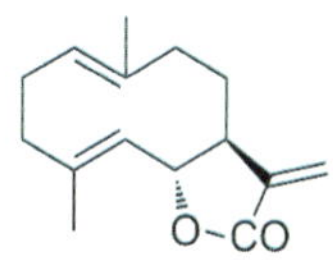

4) Alcohols

생약명	과명	원식 · 동물학명	성분
Menthae Folium	Labiatae	*Mentha arvensis var. piperascens*	methole menthone 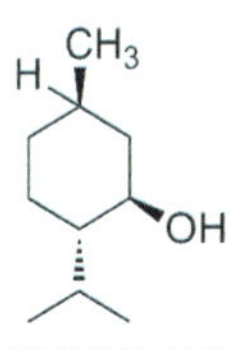 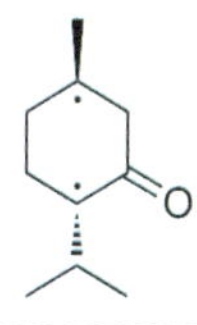

5) Terpene

생약명	과명	원식 · 동물학명	성분
Atractylodes Rhizoma	Compositae	*Atractylodes japonica*	atractylone 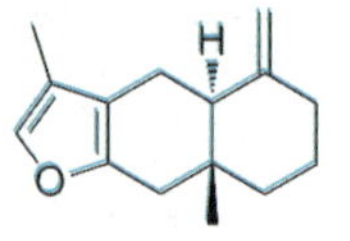
Humuli strobili	Moraceae	*Humulus lupulus*	humulone lupulone myrcene
Oleum Terebinthinae	Pinaceae	*Pinus densiflora* *P. thunbergii*	α-pinene, 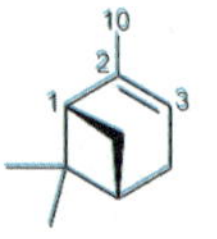

6) Phenols

생약명	과명	원식 · 동물학명	성분
Asiasari Radix	Aristolochiaceae	*Asiasarum sieboldi*	methyl eugenol,
Caryophylli Flos	Myristicaceae	*Eugenia caryophyllata*	eugenol 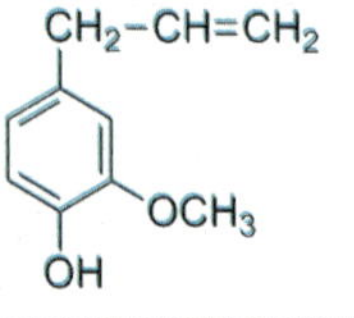
Magnoliae Cortex	Magnoliaceae	*Magnolia offcinalis*	β-eudesmol 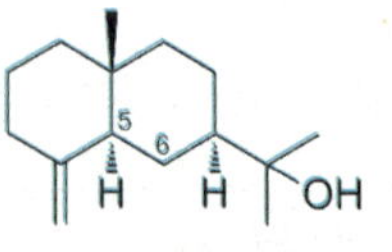
Myristicae Semen	Myristicaceae	*Myristica fragrans*	pinene, myristicin
Thymi Herba	Labiatae	*Thymus vulgaris*	thymol
Zingiberis Rhizoma	Zingberaceae	*Zingiber officinale*	cineol, β-eudesmol 및 그 이성체 zingiberene

2-8 Resins

생약명	과명	원식 · 동물학명	성분
Benzoinum	Styracaceae	*Styrax benzoin*	siaresinolic, sumaresinolic acid의 coniferyl cinnamate 및 coniferyl benzomate
Cannabis Indicae Herba	Moraceae	*Cannabis sativa*	cannabinoid 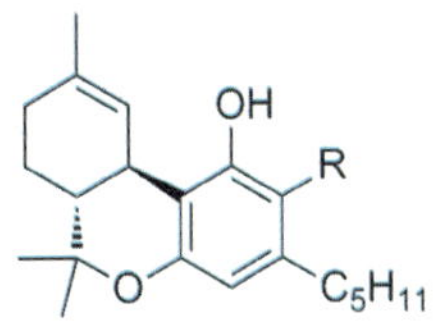 tetrahydrocannabinol(THC)
Myrrha	Burseraceae	*Commiphora*	commiphoricacids(α-β-γ)
Resin Terebinthina	Pinaceae	*Pinus Spp.*	abietic acid neoabietic acid, levopimari acid, palustric acid

2-9 Pigments

생약명	과명	원식 · 동물학명	성분
Carthami Flos	Compsitae	*Carthamus tinctorius*	carthamin 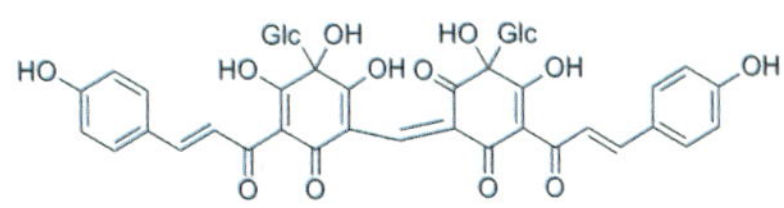
Croci Stigma	Iridaceae	*Crocus sativus*	crocin 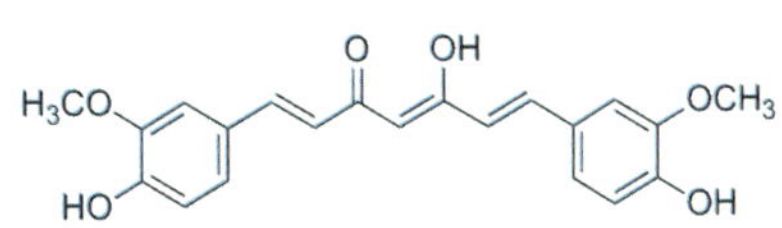 safflowreyellow (sofflomin A, B의 혼합물)
Curcumae Longae Radix	Zingiberaceae	*Curcuma longa*	curcumin
Gardeniae Fructus	Rubiaceae	*Gardenia jasminoides*	α-crocin

Lithospermi Radix	Boraginaceae	*Lithospermum erythrorhizone*	shikonin(R=H) acetylshikonin(R=$COCH_3$) isobutyl-shikonin (R=CO−CH$(CH_3)_2$) 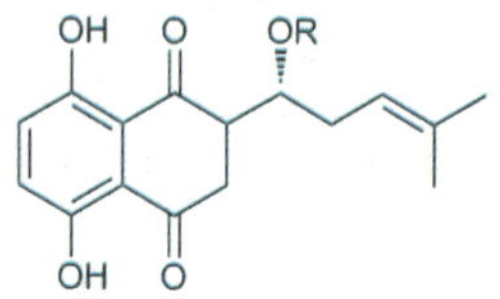

2-10 신미성분을 함유한 생약

생약명	과명	원식 · 동물학명	성분
Capsici Fructus	Solanaceae	*Capsicum annuum*	capsaicin
Piperis nigri Fructus	Piperaceae	*Piper nigrum*	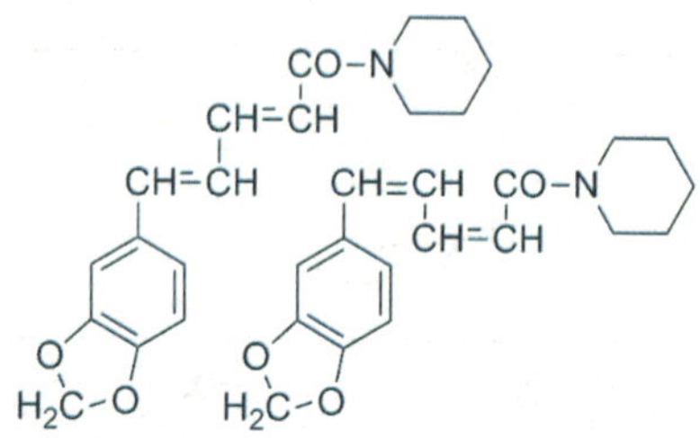
Xanthoxyli Fructus	Rutaceae	*Xanthoxylum piperitum*	sanshool I, II
Zingiberis Rhizoma	Zingiberaceae	*Zingiber officinale*	zingerol(zingerone) (shogaol)

2-11 Pyrone 및 관련화합물을 함유한 생약

생약명	과명	원식 · 동물학명	성분
Derris Tuber (Tuba Radix)	Leguminosae	*Derris elliptica*	rotenone(isoflavone) 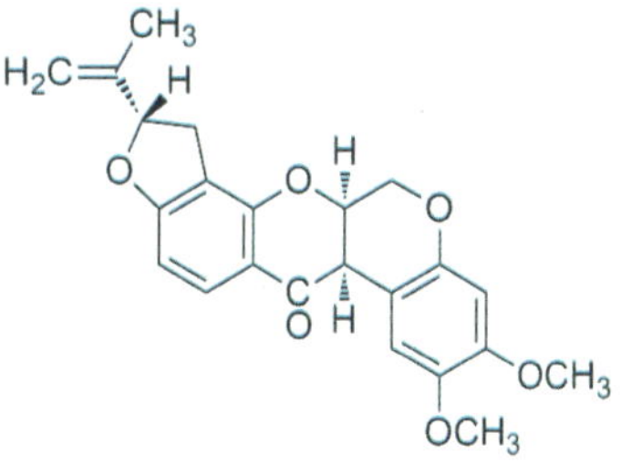

2-12 Protein 및 Amino Acid를 함유한 생약

생약명	과명	원식 · 동물학명	성분
Coicis Semen	Graminae	*Coix lachryma-jobi*	coixol 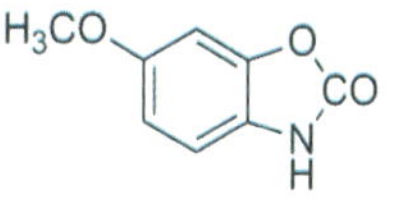
Colchici Semen	Liliaceae	*Colchicum autumnale*	colchicine
Gelatinum	Bovidae	*Bos taurus*	glutin

3 확인 및 반응

3-1 Carbohydrates

1) Fehling test

환원당이 함유된 수용액 2ml에 Fehling Sol. 2ml를 넣고 수용상에서 가열할 때 Cu_2O의 적색침전이 생긴다. 그러나 당 이외의 물질도 환원하는 수도 있다.
(A. Sol. $CuSO_4 \cdot 5H_2O$ 6.9g → H_2O 100ml B.Sol. : 2주석산-NaK 염 ($KNaC_4H_4O_6 \cdot 4H_2O$) 34.6g+NaOH 10g → H_2O 100ml 용시동량을 포함)

2) 은경반응(Tollens T.S)

당이 함유된 수용액 2ml에 ammonia성 $AgNO_3$ T.S. 5ml를 넣고 수용상에서 가온할 때 시험관 벽에 은경이 생긴다.

3) Phenylhydrazone의 생성

P-bromophenylhydrazine 생성 → fructose mannose galactose
α-methylphenylhydrazine 생성 → arabinose, mannose, tarose
β-nitrophenylhydrazine 생성 → glucose, fructose, rhamnose

4) Molisch-Udransky 반응

당의 희석된 수용액 0.5ml에 15% α-naphthol alcohol액 2적을 가하고, c-H_2SO_4 1ml을 층적하면 접계면에 ketose는 즉시, aldose는 미온에 가온하면 자색환이 생긴다. 배당체, 다당체, 다가 Alcohol, 당 Carbonic acid 등 당 및 당을 함유한 모든 물질에 양성

5) Benedict 반응

검체 0.2g의 수용액 5ml에 Benedict T.S 1ml을 가하고 끓이면 환원당 존재시 Cu_2O의 적색침전이 생긴다.
(Benechct T.S citric acid Nadua 17.3g을 열탕 80ml에 녹이고, 여기에 무수 Na_2CO_3

10g과 물 5ml을 가하여 녹인 액에 결정 $CuSO_4$ 1.73g의 물 10ml용액을 가하여 전량 100ml로 한다.)

6) Phloroglucinol-HCl 반응

점액에 5% phloroglucinol ethanol 용액 3~4적, c·HCl 3ml을 가하고 수욕상에 가온하면 Pentose 존재시는 홍-자적색으로 정색

7) Resenthaller 반응

검체를 c·HCl 10ml 및 acetone 1~2ml를 가리고 W.B상에서 가열하면 pentose와 menthylentose 존재시는 곧 자색으로 된다.

8) Seliwanoff 반응

검체에 resorcin 소량과 12^4 HCl 3~4ml을 가하고 W.B 상에서 가열하며, fructose, sucrose, inulun 등 ketose 존재시 심적색으로 된다.

9) Indole 반응

검액 1ml에 c·HCl 10ml 0.5% indol/alcohol액 0.5ml을 가하고 W.B상에서 가열하면 aldose, ketose 및 ketose를 함유한 탄수화물은 황갈-암갈색이 된다.

10) Naphthoresorcinol 반응

검액 2ml에 c·HCl 2ml 및 소량의 naphthoresorcinol을 가하고 1분간 끓이고, 냉후 benzene을 가하여 흔들면 uronic acid 존재시는 benzene층은 적자색이고, 여기에 alcohol을 가하여 희석시키면 청남색이 된다.

11) PPC TLC에 의한 검출

정색시약으로 $AgNO_3$ 및 Anilin염류시약 등이 쓰인다.

12) I_2-KI TS반응

① 복령의 가루 또는 그의 절단면에 I_2-KI TS를 떨굴 때 어두운 청색 적자색을 나타낸다(점액질 홍조전분).

② 한천의 쇄편 또는 가루에 I-KS TS를 떨굴 때 어두운 청색 적자색을 나타낸다. (점액질 홍조전분).

③ 전분반응: 쌀, 밀, 옥수수, 칡, 고구마, 감자, 백삼, 사삼, 의이인 등의 각 전분

3-2 Fat, Fatty Oil

1) Sebasic acid 반응

Oleum Ricini 3g에 KOH 1g을 넣어 조심하면서 가열하여 녹일 때 특이한 냄새를 낸다. 이 융해물에 3ml을 넣어 과량의 MgO를 넣어서 여과한 여액에 HCl을 가하여 산성으로 할 때 백색의 결정이 석출한다.

2) Bieber acid 반응

Oleum Camelliae, O.Limi, O.Sesami, O.Olivae 등의 2ml를 식힌 발연 HNO_3-H_2SO_4-H_2O(1:1:1)의 혼액 10ml를 서서히 넣을 때 접계면은 청록색, 적갈색(Oleic acid)

3) Baudouin 반응

Oleum Sesami 1ml 백당 0.1g 및 HCl 10ml을 넣어 30초동안 흔들어 섞을 때 산층은 엷은 적색(sesamol)이 되며 방치할 때 홍색으로 변한다.

4) Helphen 반응

면실유 5ml를 취하고 CS_2(1→100) 용액 및 iso-amylacohol의 등용량의 혼액 5ml를 넣어 조심하여 가온하고 CS_2를 날려보낸 후 110~115°의 Oil bath속에서 가열할 때 액은 홍색을 나타낸다(참기름 중의 면실유 검출).

5) Bechi 반응

채종유에 개자유 혼재시 5ml에 AgNO T.S(AgNO 0.05g+ET 0.4ml+EtH 12ml, dil-HNO 2drops)을 넣어 흔들어 섞고 15분간 수욕상에서 가열할 때 액은 갈-흑갈색으로 된다(AgS).

6) Oleum Armenicae 2ml에 발열질산 및 물 각 1ml씩 혼합한 것을 넣어 세게 진탕하

면 등황색을 나타낸다(편도유는 음성).

7) Elaidin 시험

행인유 2ml에 HNO_3 10ml를 넣고 $NaNO_2$ 가루 1g을 조금씩 넣어 잘 흔들고, 차가운데 방치할 때 4~10시간 이내에 황색의 elaidin acid 덩어리가 생긴다.

3-3 Glycoside

Glycoside의 정색반응은 가수분해시 유리된 당을 정색 검출하는 방법 이외에 Glycoside를 확인하는 일반적인 반응은 없다.

(단, Fehling T.S와 emulsin에 의한 Eourquelot법 등에 의한 Glycoside의 존부예측법이 있다.) 따라서 각종 Aglycone 및 Suger의 화학적 성질을 이용한 정색반응에 의하여 검출한다.

1) Anthraguinone 및 Anthrone

- Bornträger 반응: 대황, 종대황, Sennae Folium, Frangulae Cortex, Cascara Sagrada, Aloe, 결명자 등(가루를 온침하여 Alkali 용액을 가하면 적색계의 색이 나타난다. 승화성이 있어 승화시켜 결정의 모양을 보기도 하고 Alkali를 가하기도 한다.)
- 카스카라 사그라다가루를 열탕에 침출 여과하여 NH_4OH T.S를 가하면 Ether층은 황색(Chrysophanic acid), NH_4OH T.S층은 홍색(Emodin)을 나타낸다.
- 알로에-가루에 물을 가하고 가열 Na-borate를 가하면 녹색의 형광을 나타내고 물을 가하면 더 심해진다(Schonteten 반응).
- 가루에 물을 가하면 가열 Benzene을 가하여 Benzene용액에 5% NH OH Slon을 넣고 진탕하면 암모니아 층은 홍색이 된다(Bornträger).
- 종대황에 있는 rhaponticin과 같은 유는 그의 Alcohol침출 여액의 잔사에 EtO를 넣고 1일 며칠 방치하면 황색침전이 생기며, 자외선에서 청자색의 형광을 발한다.

2) Flavonoid(EtOH 침출액 + Mg + c · HCl → 홍색)반응

괴화, 등피, 진피, 연교, 황련 등(Shinoda 반응)

- $FeCl_3$에 의한 정색

3) Coumarin derivative(esculetin fraxinetin)의 Oxycoumarin류는 수용액이 $FeCl_3$ T·S에 의하여 녹색을 나타낸다.

- Flourescens; Oxycoumarin류는 UV-ray에 의하여 청색형광을 나타낸다(Umbelliferone은 아님)
- Scopoletin은 낭탕근의 $CHCl_3$ 냉침액에 NH_4OH Sol.을 가하여 흔든 후 방치할 때 NH_4OH층이 청록색의 형광을 나타낸다.

4) Saponin 포말시험

원지, 길경, 백삼, Senegae Radix, 사삼, 시호, 감초, 우슬, 지모, 목통 등

- 거품반응: 가루를 물로 침출하여 세게 흔들면 지속성인 작은 거품이 생긴다(포말시험). 세네가 가루의 Ether Ex에 $FeCl_3$ TS에 의하여 홍색이 나타난다(Methyl Salicylate). 인삼가루는 KI-I_2 TS에 의하여 청자색이 된다.

5) Tannin의 적색시험

현초, 석류피, 작약, 오매자, 몰식자, 월귤, 우바우르시, 승마, 목단피, 지모 등 가루를 온침하여 $FeCl_3$ TS를 가하면 청-녹-자색이 된다.

- 아선약가루 0.2g에 10ml를 넣어 수욕상에서 흔들어 섞으면서 5분간 가온한 뒤 여과하고 냉후 여액에 Gelatin TS 2~3 방울을 넣을 때 백탁된다(Catechol Tannin). 또 가루 0.1g에 dil-EtOH 20ml를 넣고 5분간 섞은 뒤 그 여액 1ml에 dil-EtOH 9ml를 넣은 액 1ml에 Vanilin HCl TS 1ml를 넣은 액은 담적색-적갈색(Pyrogallol Tannin)

6) Keller 반응

디기탈리스잎을 열탕으로 침출한 여액에 $CHCl_3$를 가하여 진탕 후 다시 Ether Alcohol을 가하여 진탕한 후 $CHCl_3$층을 분리 증발 HAC로 용해 $FeCl_3$ T.S과 c·H_2SO_4를 천천히 가하면 경계면에 적갈색의 Ring생성(Digitoxose)

7) Anthocyan

- Acid Alkali에 의한 정색: Anthocyan의 산성용액은 대개 적갈색으로 비교적 안정하나 Alkali를 가하면 청색을 가쳐서 녹색-오록갈색 → 분해
- 초산염에 의한 침전: 조직편을 50% MeOH로 냉침하고 그 침액에 1% 초산납 수용액을 가하면 자색 또는 청록색의 침전을 생성하고 모액은 거의 무색이 된다.

8) Nitrile glycoside

- Schonbein법: HCN시료 수용액에 dil-H_2SO_4 1 drop을 넣은 시험관구에 0.5% benzidin alcohol액 1drop, 이어서 0.5% $CuSO_4$액 1 drop을 떨어뜨린 여지편을 덮고 가온하면 여지가 청변된다.

3-4 Alkaloid함유 생약

맥각, 키나피, 석류피, 황백, 황련, 스코폴리아, 오수유, 부자 또는 인도사목, Atropine 함유생약, 다엽, 코카엽, 커피두, 카카오두, 마황, 아편

- 침전시약: Mayer시액 KI시액 Kraut시액, Dragendorff시액, Tannin시약, Picrinic acid시약, Sonnenschein시액, Rheineckett시액
- 정색시약: Erdman시약, Frode시약, c·H_2SO_4시약, c·HNO_3시약 등 Mandelin시액, Mecke 시액, Marquis시액

1) 맥각

i) 가루를 물로 온침한 여액에 NH_4OH soln과 Ether를 가하여 진탕 Ether층을 증발 10% $FeCl_3$ Soln을 가한 HAC용해 c·H_2SO_4를 천천히 부어 두 액층으로 하면 접계면에 남자색 Ring형성(Keller-Fromme반응, 맥각 Alkaloid)

ii) Ehrlich 반응: 전항의 Ether 용액을 1% 주석산 진탕한 액은 Ehrlich시액에 청색 Indole계 Alkaloid(Ehrlich시액: P-dimethylaminobenzaldehyde 125mg을 H_2SO_4 65ml 및 물 35ml의 냉혼액에 녹이고, $FeCl_3$시액 0.05ml을 가한다.)

iii) 맥각 가루에 Ether과 H_2SO_4를 가하여 진탕여액에 포화중조용액을 가하여 진탕 중조포화용액층은 자홍색이 됨(Scleroerythrin).

2) 키나피

i) 가루를 시험관에 넣고 수평으로 하여 가열하면 적색 Tar가 생김. 이 Tar는 묽은 Alcohol에 녹음(Cinchona Tannin)(Grahe 반응).

ii) 가루에 NaOH soln 및 $CHCl_3$를 가하여 흔들고 여과 $CHCl_3$를 증발. dil·Br_2수와 NH_4OH수를 가하면 녹색(Quinine Quininidine, Thalleioquin반응)

3) 황백

i) 냉수침액에 H_2SO_4를 가하고 Cl_2수를 천천히 가할 때 접계면은 암적색(Berberine)

ii) Ether 냉침액의 증발 잔유물을 무수초산에 녹여 H_2SO_4 1적을 가하면 오록색(Obakunone, Liebermann-Burchard 반응)

iii) Labat시험: Methylendioxy기의 화합물(ex. berberine)은 그의 H_2SO_4 중에 Labat 시액을 가하면 온시 심록-청색(2% 몰식자산 ethanol액)

4) 황련

황백의 반응과 같음(단 Liebermann-Burchard 반응의 없음)

5) 스코폴리아근(Tropanealkaloid)

Ether(NH_4OH를 가한) 온침액의 Ether 잔사에 HNO_3를 가하여 증발시킨 잔유물을 dimethylformamide 2ml에 녹이고, 2.5% tetraammonium hydroxide 몇방울을 넣으면 액은 자색이 된다(Vital 반응, Freedom 개량법)

6) Ephedrine

i) 물과 d-HCl에 녹여 $CuSO_4$수용액과 NaOH soln을 가하면 대적갈색-Ether를 가하여 흔들면 Ether층은 자색 수층은 청색

ii) NaCl 4%함유 H_2SO_4수중에서 가열하면 적갈색

7) 토근

Ammonia allkali ether로 추출하여 HCl산성으로한 액에 표백분($KClO_4$)을 넣고 가열하면 황색이 된다(Swelling).

8) Purine액에 HNO_3, H_2O_2, 염소수, 브롬수 등의 산화제와 HCl 한방울을 넣고 증발건고한 황적색 물질(amallic acid)은 ammonia T.S에 적자색을 나타낸다 (Murexide 반응).

아편 - 염산은 가한 ether냉침액을 증발, $FeCl_3$ T.S를 가하면 홍색(meconic acid)

염산Morphine-formalin, H_2SO_4(Marquis 시액) T.S에 적자색 → 자색

- 아세틸렌산, H_2SO_4(Marquis 시액)에 황록색 → 녹색
- 수용액 + α-nitroso-β-Naphthol시액 + KNO_3액 + $NaNO_2$시액을 가한 뒤 40℃에서 2분간 가열한 다음 $CHCl_3$를 가하면 수층은 농적자색

3-5 Triterpenoid

Liebermann-Burchard반응

생약(0.3~0.5g)을 Alc. 5ml로 온침, 활성탄, 탈색, 여과 여액을 농축하여 얻은 Ex.를 수적의 무수초산에 용해 또는 부유시키고 1적의 C-H_2SO_4를 가하자마자 나타나는 색소 중 적-자-남색이면 양성이다. 백삼, 홍삼, 우황, 상백피, 자호, 모근, 산약, 복령 Lanolin 등

3-6 Sublimation

대황 및 Anthraquinone 함유생약, Coffeae Semen, Gentianae Ridix, 용담, 작약, 안식향, 월귤엽 시나화 등

- Lindo반응: Santonin의 H_2SO_4냉용액에 소량의 희 $FeCl_3$시액을 넣으면 액은 적색에 이어 자색으로 변한다.
- Reicherd반응: Santonin을 농후한 KOH액과 끓이면 적색

3-7 Steroid 및 강심물질

1) Liebermann-Burchard 반응에 양성

2) Rosenheim 반응

시료의 $CHCl_3$액에 CH_3COOH 몇 방울을 넣으면 이중결합이 있는 sterol은 적 → 황색이 된다.

3) Salkowski 반응

시료의 $CHCl_3$액에 동량의 c·H_2SO_4를 넣고 가만히 흔들면 sterol이 있으면 $CHCl_3$층은 적색이 되고 H_2SO_4층은 녹색형광을 발한다.

4) Tschugaev 반응

시료의 빙초산액에 acethylchloride와 $PbCl_2$소량을 넣고 가열하면 sterol 존재시 엷은 적색 → 홍자색이 된다.

5) Baljet 반응

1% picric acid-95% ethanol액과 10% NaOH액을 동시에 동량혼합해서 넣으면 불포화 5원환 lactone의 화합물은 엷은 등색-암적색으로 된다.

6) Kedde 반응

0.1% 3.5-dinitrobenzoic acid/MeOH액과 10% NaOH액에 불포화 5원환 lactone의 화합물은 자색이 된다.

7) 포화 m-dinitrobenzene의 무수 ethanol용액과 0.5% Tetramethyl ammonium hydroxyde/EtOH용액을 넣고 가만히 흔들면 불포화 5원환 lactone화합물은 남색이 되고 서서히 적자색으로 변한다.

3-8 기타

1) Carr-Price 반응

간유(Vitamin A)

2) 형개의 2.4-dinitrophenylhydrazine 반응

가루 2g에 물 20ml를 넣어 증류한 유액 3ml에 2,4-dinitrophenylhydrazine Et OH시액 2~3방울을 넣을 때 자색의 침전(Aldehyde Ketone화합물)·d-menthone, 1-pulegene에 의함

3) Atractylone 반응

백출가루 0.5g의 EtOH 온침액에 Vanillin-HCl T·S를 넣을 때 액은 적색~적자색을 나타내고 지속적이나 창출은 즉시 퇴색한다.

4) Ursodesoxycholic acid 반응

i) 웅담가루 0.3g에 Pet. ether 50ml를 넣고 환류냉각기를 달아 수욕상에서 1시간 가온한 후 여과한 잔유물 20ml에 HCl 0.5ml 무수초산 2ml 및 $CHCl_3$ 2ml를 넣고 2분간 흔들어 섞은 후 여과한다. 여액의 황산 0.5ml를 조용히 넣을 때 접계면은 적색을 나타내고 이어 적갈색으로 된다(L.B. 반응).

ii) H_2SO_4 + formalin용액 → 방치(청록색의 부유물) 여액에 H_2SO_4 0.5ml를 조심성있게 넣을 때 접계면은 자색을 나타내며 다음 적갈색으로 되고 윗층은 양간 홍색을 띈다. 다음 흔들어 섞으며 지속적인 적색이 된다.

5) Iridoid 반응

치자가루 0.1g에 MeOH 1ml를 넣고 흔들어 섞어 여과한 액 0.3ml를 취하고 MeOH를 유거한 후 잔유물에 HCl 0.1ml를 넣을 때 적갈색 → 자갈색(Gardenoside)

4 생약제제

1. 침제 및 전제: 소반하복령탕, 소청룡탕(마황, 작약, 오미자, 반하, 세신, 계피, 감초, 건강) 갈근탕, 백삼백탕

2. 산제: 아편토근산, 복방 호미카 엑기스, 복방황백산(황백가루, 치자가루, d(di) 캄파, d(di) 멘톨) 복방대황센나산, 디아스타제산, 스코폴리아엑기스, 탄산수소나트륨, 수산알미늄산, 파파베린, 안식향산 에칠산, 복방스코폴리아 엑기스, 비스마스산, 대황 황금황련산
3. 엑기스제: 감초엑기스, 다투라엑기스, 산마엑기스, 스코폴리아엑기스, 호미카엑기스, 황백엑기스, 감초엑기스, 벨라돈나엑기스, 카스카라사그라다엑기스
4. 유동엑기제: 길경유동엑기스, 콘듀랑고유동엑기스, 맥각유동엑기스
5. 시럽제: 등피시럽, 세네가시럽
6. 틴크제: 고위틴트(등피, 용담, 산초) 등피틴크, 건강틴크, 스코폴리아틴크, 아편틴크, 호미카틴크, 고초틴크, 디기탈리스틴크
7. 정제: 디곡신정, 디기톡신정, 산토닌정, 건위정(탄산수소나트륨, 용담 또는 고목), 레세르핀정, 카스카라사그라다엑기스정
8. 주사제: 디곡신 주사액, 레세르핀 주사액, 아편알칼로이드, 스코폴라민 주사액, 아편알칼로이드 아트로핀 주사액
9. 캅셀제
10. 방향수제: 박하수, 행인수
11. 좌제: 스코폴리아엑기스 탄닌 좌제
12. 주정제: 복방요오드 고초주정, 암모니아, 회향주정, 고추 살리실산 주정

생약학 요약집

2012년 10월 26일 초판인쇄
2012년 10월 31일 초판발행

• 저 자 한국생약학교수협의회
• 발행인 최 국 주
• 발행처 동 명 사

경기도 파주시 회동길 50, 파주출판단지(문발동 535-10)
전 화 : 031) 955-7200(代), 955-7201~4, 7203 (편집부)
팩시밀리 : 031) 955-7205
출판등록 : 1950년 11월 1일(제1-76호)
E-mail : dms723@chol.com
홈페이지 : www.dmsbook.com

정가 16,000원

ISBN 978-89-411-8108-8 93510